临床专科技术培训系列教材

机械通气基本技术

北京大学人民医院临床能力培训中心　组织编写

主　　审　王建六　张媛媛　姜冠潮

主　　编　赵慧颖　安友仲

编　　委　（按姓名汉语拼音排序）

杜安琪（北京大学人民医院重症医学科）

吕　姗（北京大学人民医院重症医学科）

杨曙光（北京大学人民医院重症医学科）

张　柳（北京市积水潭医院重症医学科）

赵慧颖（北京大学人民医院重症医学科）

U0243264

北京大学医学出版社

JIXIE TONGQI JIBEN JISHU

图书在版编目（CIP）数据

机械通气基本技术 / 赵慧颖，安友仲主编. —北京：
北京大学医学出版社，2024.1
ISBN 978-7-5659-2943-4

Ⅰ. ①机… Ⅱ. ①赵… ②安… Ⅲ. ①呼吸器-临床
应用 Ⅳ. ①R459.6

中国国家版本馆CIP数据核字（2023）第124669号

机械通气基本技术

主　　编：赵慧颖　安友仲
出版发行：北京大学医学出版社
地　　址：（100191）北京市海淀区学院路38号　北京大学医学部院内
电　　话：发行部 010-82802230；图书邮购 010-82802495
网　　址：http://www.pumpress.com.cn
E-mail：booksale@bjmu.edu.cn
印　　刷：中煤（北京）印务有限公司
经　　销：新华书店
责任编辑：陶佳琦　　责任校对：靳新强　　责任印制：李　啸
开　　本：880 mm × 1230 mm　　1/32　　印张：4.125　　字数：90千字
版　　次：2024年1月第1版　2024年1月第1次印刷
书　　号：ISBN 978-7-5659-2943-4
定　　价：22.00元

本书由

北京大学医学出版基金资助出版

序　言

党的二十大报告中指出，"教育、科技、人才是全面建设社会主义现代化国家的基础性、战略性支撑。"面对"健康中国2030"建设新目标、人民生命健康新需求，提升医学人才培养质量是深入实施科教兴国战略、人才强国战略，落实《"健康中国2030"规划纲要》的重要举措。临床医学具有其特殊性，是实践性很强的学科，因此，注重对实践能力的培养，始终是我国医学教育关注的焦点。医学模拟教学作为理论教学与实践教学的桥梁，目前是现代临床医学教育过程中不可缺少的一个环节。近年来，医学模拟教学得到了快速发展，作为一种重要的教育教学方法逐渐融入各类医学人才培养的课程体系中，取得了很好的效果，为提升人才培养质量、提高医疗水平和保障医疗安全发挥了重要作用。

作为中国人自己筹建和管理的第一家综合性西医医院，已有百年历史的北京大学人民医院，秉承北大医学的"厚道"精神，牢记医学教育的初心和使命，以引领中国医学教育改革、发展创新、服务国家战略发展为己任，努力为国家培养了大批高质量的医学人才。在医学模拟教育方面，北京大学人民医院也开展了大量的工作：开创了中国大学生医学技术技能大赛的先河；在国内率先通过国际医学模拟协会的全部认证；团结国内同道，共同制定了我国《医学模拟中心建设标准专家共识

（2017）》《住院医师规范化培训基地临床技能培训中心工作指南（2023年版）》；牵头开展了多中心的医学模拟教育研究等。其中一项工作亮点和重点是专科技能模拟培训。

专科技能模拟培训是连接理论授课和床旁教学的桥梁，开展相关项目将是未来医学模拟教育领域的一项重要工作。近年来，为更好地服务于临床教学，满足广大学生和学员的需求，我们着重于丰富完善课程内容，开发了多门具有专业特点的专科模拟教学课程。截至目前，我院临床技能培训中心已开发了各类专科技术培训课程共计12门，这一系列课程的开展为学生/学员的理论和操作水平的全面提高提供了丰富的实操训练机会。其中最受学生/学员欢迎的有"妇科宫腔镜基本技术培训""腹腔镜外科基本技术培训""整形美容缝合基本技术培训""机械通气基本技术培训"。我们组织授课专家总结了近几年对专科模拟培训课程设计和实施的管理经验，在北京大学医学出版基金的大力支持下，申请了"临床专科技术培训系列教材"出版基金，将这4门专科培训课程讲义整理打磨为规范的临床技能课系列丛书。为确保丛书内容及质量满足要求，编写专家参阅了国内外相关专著，根据实际运行的专科技能课程，集体制订提纲，由各位任课专家负责初稿编写、交叉互审修改，各小组讨论再修改，由主审和主编全面整理完成。丛书的主要特点是：以住院医师与专科医师模拟培训需求为导向，内容包括各专科操作基础知识、操作性技能培训难点和要点等，注重规范性与实用性结合，理论与实践结合，结合实际临床案例总结了实际临床操作中和培训中容易出现的问题。本临床专科技术培训系统教材可作为教师开展模拟培训和住院医师及专科医师自学的参考书。今后我们还会出版其他专科技术培训课程分册，以完善本系列丛书。

我们力求为广大读者提供一套优秀、全面、实用的参考书。在本系列教材编写过程中，全体编写人员付出了辛勤努力，但书中一定存在缺点与不足，恳请广大师生对在使用中发现的问题给予指正，以便我们不断完善此系列丛书。

前　言

　　大道至简，晓之以理。知其然固然重要，知其所以然则有助于融会贯通，"举一反三"。

　　机械通气作为重症监护病房（ICU）中标志性的治疗操作，随着重症医学的飞跃发展而日益普及，包括重症医学在内的许多临床专业的医护同道，均已达到了"能用、会用"的水平，阅读了大量的机械通气研究文献，熟悉了呼吸机上的诸多按键操作，但是，尚未知机械通气之所以然。

　　正压机械通气，作为重症医务工作者的重要武器，其实是一把"双刃剑"。因为"正压"反常于生理的负压吸气，必然会造成肺损伤。因此，正压机械通气的三个重点需要始终关注：改善血氧饱和度、尽可能减轻肺损伤、调节通气/血流 (V/Q)。正压机械通气运用之妙，很大一部分在于如何在清理已经损伤的肺组织之"雪"时，不再因正压通气损伤而"加霜"，即在通晓病理生理学和呼吸力学的基础上如何合理巧妙地调节通气/血流比值（V/Q）以改善肺的血气交换。

　　重症医学是临床的应用病理生理学。不知正常，焉知异常，难晓机制。当今信息爆炸之时，各种研究与知识汗牛充栋、良莠混杂、缭乱汹涌；然而，万事皆有其道理，大道至简却可以触类旁通。

　　北京大学人民医院重症医学科部分优秀的年轻同事们在临

床医疗教学工作中有感于近年机械通气临床实践中的问题与困惑，以史为鉴，以生理学、病理生理学及呼吸力学为基础，结合新近的研究文献，在改进完善多年机械通气培训课程教材的基础上，编写了此部《机械通气基本技术》，可以作为全国医护同道们应用机械通气治疗时的案头参考，既可急用现学、临时寻读片段，更宜静心通读、边读边思考融通。

此书之成，全赖年轻同事之力。因为年长，又暂居科室领导之位，忝为本书主编，惭愧之余，更颇多敬佩与欣喜：后浪优秀，可令我在沙滩上放心观赏。

安友仲

目　录

第一章

机械通气基础知识

第一节 机械通气基本原理

当患者的通气或换气功能出现严重障碍时，需要使用机器来进行呼吸支持。这个机器通过模仿或替代人体呼吸来实现通气，通常称为"呼吸机"。呼吸机产生一定的压力向患者肺内送气以达到呼吸支持的目的。患者需要建立人工气道或采用面罩等连接方式，通过呼吸机管路连接至呼吸机。根据有无建立人工气道，可将机械通气分为有创通气和无创通气。机械通气通过提高氧输送、肺保护、改善内环境等途径成为治疗多器官功能衰竭的重要手段。

一、机械通气的定义

机械通气（mechanical ventilation，MV）是指通过建立气道口与肺泡间的压力差，改善或维持通气和换气功能，纠正低氧血症和高碳酸血症及其导致的病理生理和代谢改变的一种呼吸支持技术。

二、机械通气的类型

（一）负压通气

负压通气模仿人体生理呼吸的过程，通过在胸壁外周期性地产生负压，使胸廓扩张实现吸气，依靠肺和胸廓的弹性回缩力被动呼出气体。负压通气的优点是更符合人体生理特征，缺点是需保持胸壁与设备间的相对密闭，不易开展治疗及护理工作。目前负压通气已基本被正压通气所替代。

（二）正压通气

正压通气是指呼吸机通过气管内导管或面罩将气体送入患者的肺内，吸气时，呼吸机产生高于大气压的一定的正压，气体因呼吸机与患者肺内的压力差，从呼吸机进入患者肺内。吸气过程中，患者肺内压力逐渐升高，呼气时，气体由于肺和胸廓的弹性回缩力被动呼出。正压通气是目前临床上最常采用的机械通气类型。

（三）高频通气

高频通气主要是应用超过正常人呼吸频率的频率及低于正常人潮气量水平的潮气量进行机械通气，有 3 个基本模式：高频正压通气，频率为 60～100 次/分；高频喷射通气，频率为 100～600 次/分；高频振荡通气，频率可达 400 次/分。总体而言，高频通气现已不常使用。

本书讨论的机械通气类型均指正压通气。

三、机械通气的适应证及禁忌证

（一）适应证

1. 经积极治疗后病情仍继续恶化。

2．意识障碍。

3．呼吸形式严重异常，如呼吸频率超过 35～40 次 / 分或低于 6～8 次 / 分，节律异常，自主呼吸微弱或消失。

4．血气分析提示严重通气和（或）血氧饱和度障碍：PaO_2 < 50 mmHg，尤其是充分氧疗后仍 < 50 mmHg；$PaCO_2$ 进行性升高，pH 动态下降。

（二）禁忌证

机械通气无绝对禁忌证。

出现下列情况行机械通气时可能使病情加重：气胸或纵隔气肿未行引流、肺大疱和肺囊肿、低血容量性休克未纠正、严重肺出血、气管食管瘘等。但在出现致命性通气和（或）血氧饱和度障碍时，应积极处理原发病（如尽快行胸腔闭式引流，积极补充血容量等），同时不失时机地应用机械通气。

四、机械通气的生理学作用

（一）机械通气对肺的生理效应

气体在肺内的进出形成了通气。通气量包括无效腔通气量和肺泡通气量。解剖无效腔是传导气体的腔道，肺泡无效腔是指有肺泡通气没有血流灌注、无法进行气体交换的肺泡腔。当无效腔通气量一定时，若出现潮气量下降，肺泡通气量下降，则会出现低氧血症及高碳酸血症。机械通气可以提供潮气量和呼吸频率，可维持合适的每分通气量，改善肺泡通气。

肺内分流是指来自于右心的血流在肺部没有进行气体交换

就流入左心。人体内除了正常的解剖分流外，若出现异常增多的分流，如肺不张、肺水肿、肺炎时，就会出现低氧血症。正压机械通气可以降低肺内分流以改善血氧饱和度。吸气相时呼吸机产生的压力能打开陷闭肺泡，增加吸气末的肺容积，而呼气相的压力能阻止肺泡再度陷闭，增加呼气末的肺容积，进而可改善血氧饱和度。

对于气道阻力较高和肺顺应性较低的患者，机械通气可降低患者的呼吸功消耗，缓解呼吸肌疲劳。而机械通气设置不合适时，会造成呼吸机相关性肺损伤。

（二）机械通气对循环系统的影响

正压通气会显著改变胸腔内压力。自主呼吸时，胸腔压力降低可以促进血液回流进入胸腔内血管和心脏。而正压通气吸气时，肺内和胸腔压力增加，回心血量及右心室的前负荷减少，右心搏出量减少。当给予较大潮气量或较高呼气末正压（PEEP）时，肺泡壁上的毛细血管受挤压变窄，肺循环阻力增加。在右心功能不全的患者中，可引起右心室扩张，心排出量减少。右心室扩张还会引起室间隔左移，左心室充盈减少，搏出量减少。肺的正压可直接传递至心脏，抑制左心的扩张。正压对循环系统影响的程度主要决定于平均气道压。当平均气道压较高（Pmean > 15 cmH$_2$O）或患者循环容量不足时，这种作用更明显。

然而，对于左心室功能不全、左心室充盈压过高的患者，正压通气可改善其血氧饱和度，增加心肌氧供，改善因缺氧造成的左心功能不全。正压通气可以减少静脉回流，降低前负荷，改善长度 - 张力关系，对左心室负荷过重的患者而言能增加左心室搏出量。

（三）机械通气对神经系统的影响

机械通气可通过控制动脉二氧化碳张力来确保氧气输送，调节脑血流动力学。由于胸腔内、中心静脉和颅内隔室之间复杂的相互作用，机械通气对患者大脑有不利影响。正压通气可通过升高中心静脉压来降低脑灌注压，对于已经存在颅内压升高的患者存在风险。通常主张这类患者的二氧化碳分压维持在35 mmHg。当这类患者进行机械通气时，需权衡正压通气改善血氧饱和度及降低脑灌注压之间的利弊关系。

（四）其他

正压通气可以降低心排出量，减少肾的血流灌注及肾小球滤过率，减少尿液的生成。正压通气还可以促进抗利尿激素（ADH）的分解，促进水的重吸收，减少尿液的生成。正压通气可通过挤压心房或减少静脉回流来降低心房的充盈压力，从而导致心房钠尿肽（ANF）的分泌减少，可能使机体出现水钠潴留。

正压通气若造成心搏出量减少、门静脉血流减少或内脏阻力增加，还可能引起肝功能受损以及胃肠道出血及溃疡的风险增加。

（吕　姗）

第二节　机械通气的基本概念和常用参数

一、机械通气的基本概念

1. 通气模式（ventilation mode）或呼吸机模式　简称模

5

式，是呼吸机完成机械通气的特定方式。每种模式都有相对固定的通气参数。呼吸机按照预设的模式给患者送气。

2．通气参数（ventilation parameter） 简称参数，是呼吸机在一定通气模式下进行机械通气的容量、压力或时间等具体要求，一个通气模式通常包含相对固定的多个参数。

3．自主（支持）呼吸（spontaneous breathing） 是指在应用呼吸机的情况下，患者自主完成呼吸动作，由患者决定呼吸频率和吸气时间。

4．辅助呼吸（assist breathing） 是指在应用呼吸机的情况下，由患者的自主吸气动作触发呼吸机送气，呼吸机对患者的自主吸气进行一定容量或压力的辅助，并控制吸气时间。

5．控制呼吸（control breathing） 是指机械通气过程中，在自主呼吸能力显著减弱或消失的情况下，由操作者通过呼吸机的设置，对患者进行的强制性的呼吸支持。呼吸机按照预设的呼吸频率、容量或压力进行送气，并控制吸气时间。

二、机械通气的常用设置参数

机械通气的参数应根据患者的病情进行个体化调节，此处介绍的是对于大多数患者而言临床上较常使用的参数及其设定值。

1．潮气量（tidal volume，Vt） 是指平静呼吸时，每次吸入或呼出的气体量。它与年龄、性别、体积表面、呼吸习惯、机体新陈代谢有关。设定的潮气量通常指吸入潮气量，常用的设置为 6～10 ml/kg（理想体重）。

2．（吸气）压力控制（pressure control，PC） 是指在机械通气过程中，呼吸机在吸气相输送气体，使气道压力从呼气末压力上升到一定的压力水平并保持一定的时间。通常不包含呼气末正压，是产生潮气量的动力。实际应用中，吸气压力的调节应以达到合适的目标潮气量为准。

3．压力支持（pressure support，PS） 是指呼吸机在感受到患者自主吸气后，输送气体使气道压力升高到的一定压力水平，以支持患者的自主吸气。压力支持的大小应根据患者的潮气量是否达到目标潮气量进行调节。

4．呼吸频率（respiratory rate，RR） 是指为保证基本的通气需求，操作者根据患者情况，在呼吸机上设定的呼吸频率。当患者存在自主呼吸时，患者的实际的呼吸频率会超过设置的呼吸频率。常用的 RR 为 12～20 次 / 分。

5．吸气时间（inspiratory time，Ti） 是指机械通气过程中，从开始吸气到开始呼气前的时间。吸气时间包括触发时间（在控制呼吸模式下没有）、送气时间、吸气末屏气时间（在压力控制模式下没有），通常为 1 s 左右。

6．吸呼气时间比（I：E ratio） 简称吸呼比，是吸气时间与呼气时间的比值，通常为 1：1.5～1：2。若为急性呼吸窘迫综合征（ARDS）等肺泡塌陷的情况，应增加吸气时间的比例，但不宜超过 1：1；若为慢性阻塞性肺疾病（COPD）等二氧化碳潴留的情况，应增加呼气时间的比例。

7．吸气流速 是指呼吸机在容量控制模式时，在吸气相向患者送气的流速大小。当潮气量一定时，吸气流速越大，则吸气时间越短。吸气流速通常设置为 40～60 L/min。

8．压力上升时间 是指吸气时，气道压力由基线水平（呼气末正压）上升至设定压力（压力支持或压力控制）的时间长短。通常，压力上升时间越短，呼吸机的送气流速越高。

9．呼气末正压（**positive end expiratory pressure，PEEP**）
是指机械通气时呼气末气道压大于零的状态。呼气末正压在整个
呼吸周期皆存在，并影响整个吸呼过程。PEEP 的应用可增加功
能残气量，减少渗出，改善血氧饱和度，通常不低于 5 cmH$_2$O。

10．吸入氧浓度（**FiO$_2$**）　是指呼吸机输送给患者的空气 -
氧气混合气体中氧气所占的百分比，范围为 21%～100%。对
FiO$_2$ 的调节应以维持目标血氧饱和度的最低氧浓度为宜。

11．吸气触发灵敏度　在机械通气时，当患者的吸气动作
产生一定的效果（气道压下降或者吸呼两端产生流量差）时，
呼吸机从呼气相切换到吸气相，开始送气。吸气触发可分为压
力触发和流量触发两种机制，即吸气触发灵敏度可能依靠压力
（–1.5～–0.5 cmH$_2$O），也可能依靠流量（3～5 L/min）。

12．呼气触发灵敏度　在使用压力支持通气模式时或模式
中包含有压力支持参数时，吸气相向呼气相切换由呼气触发灵敏
度决定，其定义为吸气过程中，当吸气流量降至吸气峰流量的一
定百分比时，吸气结束切换为呼气，通常设置为 25% 或 30%。

（吕　姍）

第三节　机械通气的目的和目标

▶ 一、机械通气的目的

（一）纠正低氧血症

通过改善肺泡通气、提高吸入氧浓度（FiO$_2$）、增加有效肺

容积和减少呼吸功消耗等手段可以纠正低氧血症。机械通气改善血氧饱和度的基本目标是动脉血氧分压（PaO_2）> 60 mmHg或动脉血氧饱和度（SaO_2）> 90%。

（二）纠正急性呼吸性酸中毒

通过改善肺泡通气使动脉血二氧化碳分压（$PaCO_2$）和 pH得以改善。通常应使 $PaCO_2$ 和 pH 维持在正常水平；对于慢性呼吸衰竭急性加重者（如 COPD 患者），应使其达到缓解期水平；对存在气压伤较高风险的患者，应适当控制其气道压水平。

（三）降低呼吸功消耗，缓解呼吸肌疲劳

由于气道阻力增加、呼吸系统顺应性降低和内源性呼气末正压（$PEEP_i$）的出现，呼吸功消耗显著增加，严重者出现呼吸肌疲劳。对于这类患者，适时地使用机械通气可以减少呼吸肌做功。

（四）为安全使用镇静剂和肌松剂提供通气保障

对于需要抑制或完全消除自主呼吸的患者，如需要接受手术或某些特殊操作的患者，使用呼吸机可为使用镇静剂和肌松剂提供通气保障。

（五）防止肺不张

对于可能出现肺膨胀不全的患者（如术后胸腹活动受限、神经肌肉疾病等），进行机械通气可以增加肺容积而预防和治疗肺不张。

（六）稳定胸壁

在某些情况下（如肺叶切除、连枷胸等），由于胸壁完整性受到破坏、通气功能严重受损，此时机械通气可通过机械性扩张使胸壁稳定，以保证充分的通气。

▶ 二、机械通气的目标

在机械通气过程中，呼吸机的不合理使用会导致肺损伤、炎性介质释放，甚至多器官功能衰竭。对于 ARDS、哮喘、COPD 等有特殊呼吸力学的患者，需要特别关注。无论这些患者的通气支持需求如何，都应遵循机械通气的基本原则：①不引起额外的肺损伤，机械通气相关性肺损伤最小化；②促进气体交换，保持酸碱平衡，必要时可允许高碳酸血症和低氧血症；③确保人机同步性，选择合适的模式和参数，与患者的呼吸努力相匹配，并遵循肺保护性通气策略。

（一）潮气量

潮气量通常设置为 6～10 ml/kg（理想体重，IBW），并应通过监测压力，尤其是平台压来判断潮气量设置是否合适。

（二）肺泡开放压

肺泡开放压是通过监测吸气末平台压来实现的，反映的是平均肺泡压，通过吸气末暂停 0.5～2 s 即可测定。若胸壁顺应性正常，平台压应低于 30 cmH_2O。若平台压超过 30 cmH_2O，应考虑减小潮气量。对于 ARDS 患者，潮气量应控制在 4～

8 ml/kg（IBW）。

（三）呼吸频率

通常机械通气患者的呼吸频率应控制在 12～20 次 / 分，若采用小潮气量通气时，为保证通气量，可允许呼吸频率增加至 25 次 / 分，但不宜超过 30 次 / 分。

（四）呼气末正压

轻度 ARDS 推荐的呼气末正压水平是 8～15 cmH$_2$O，而中 - 重度 ARDS 患者可以在 10～20 cmH$_2$O 范围内保持肺开放。若 PEEP 的水平较高，而平台压又需控制在 30 cmH$_2$O 以内，潮气量的设置可能只能在 4～6 ml/kg（IBW）。可以通过增加呼吸频率来保证通气量。

（五）允许性高碳酸血症

当肺泡开放压明显增加或存在明显的内源性 PEEP 时，为避免肺泡过度扩张，可允许 PaCO$_2$ > 50 mmHg。但对于颅脑损伤的患者，PaCO$_2$ 的轻微上升会增加颅内血流量，导致颅内压上升，这类患者不建议实施允许性高碳酸血症（permissive hypercapnia，PHC）治疗。允许性高碳酸血症治疗的常见临床问题是酸血症。患者可以耐受的最低 pH 为 7.2，对于没有基础疾病的患者，pH 可以更低，这需要个体化评估。如果 PaCO$_2$ 逐渐升高，则肾脏可以代偿。但如果通气的突然改变导致 PaCO$_2$ 显著升高，则耐受性会受影响。临床上实施允许性高碳酸血症应十分谨慎，通常只在潮气量和平台压达到可选择上限且呼吸频率不可以进一步增加时才选择使用。

（六）气体交换目标值（表 1-1）

表 1-1　机械通气时气体交换的目标值

临床情况	目标值
PaO_2	
正常肺	> 80 mmHg
ARDS	55 ~ 80 mmHg
COPD	50 ~ 65 mmHg
$PaCO_2$	
正常肺	35 ~ 45 mmHg
损伤肺	< 80 mmHg
pH	
正常肺	7.35 ~ 7.45
损伤肺	≥ 7.2

（七）人机同步

在机械通气过程中，应尽力追求人机同步，即呼吸中枢发放冲动与呼吸机反应一致。而人机不同步可在任何模式下发生，可增加机体氧耗和 CO_2 产量，影响血流动力学，对镇静需求增加，过高的肺泡压力和潮气量还会引起呼吸机相关性肺损伤。

人机不同步有以下表现形式：不能触发、误触发、双触发，吸气流速未能满足患者需求，吸呼气相切换不当等。在使用镇静剂改善同步性之前应充分评估呼吸机设置。具体内容可见第四章。

（吕　姗）

第四节　呼吸机的基本构造和管路安装

一、呼吸机简介

呼吸机（ventilator）是实施机械通气的基本设备，其特点是能替代、控制或改变人的生理呼吸，增加肺通气量，改善呼吸功能，减少呼吸功消耗。其基本工作原理是建立气道口与肺泡间的压力差。根据呼吸机的设计特点，其加压方式分为呼吸道直接加压和胸腔外加压。前者在呼吸道开口直接施加压力，吸气时气体被正压压入肺泡，呼气时气体随肺的被动回缩而排出体外，称为正压呼吸机，简称呼吸机，是呼吸机的基本类型。还有一类呼吸机则是由筒状或壳状外壳围绕胸腹部，通过外壳的扩张产生负压，使胸廓和肺扩张，发生吸气；外壳的被动回缩或合并外壳内正压，发生呼气，称为负压呼吸机。本节讨论的是正压呼吸机。

二、呼吸机的基本构成

呼吸机的基本构成包括电子控制组件和气路组件两大部分。现代呼吸机采用模块化设计，电路与气路完全分离，方便维护保养和清洁消毒。

（一）电子控制组件

电子控制组件通常由各种芯片、电路板和人机界面组成。人机界面位于呼吸机的表面，有各种旋钮或触摸屏。呼吸机操

13

作者可通过人机界面设定呼吸机相关参数，如潮气量、呼吸频率、吸气时间、吸入氧浓度等，同样可以设定报警参数，以对各种监测参数的变化做出应答，如气道高压报警、容量过低报警等。

呼吸机中央处理器（CPU）主板电路通过人机界面接收各种临床设定的参数，并从各传感器反馈信息，通过控制气路组件周期性送气、呼气而使患者完成通气的过程，同时把患者的各种通气信息通过人机界面显示给临床工作人员，若出现危险值，则启动报警。

（二）气路组件

气体回路是介于呼吸机与患者之间的允许气体流动的一系列管路。气体首先由呼吸机内部的气体产生源生成，通过内部气体回路到达呼吸机表面，然后通过外部回路进入患者肺内。患者的呼气气体通过外部的呼气管路到达呼气阀再排放到大气。

气路组件包括高压气源、空氧混合器、气体传输系统、各种阀门和传感器以及呼吸机外部管路。

1. 高压气源 现代的呼吸机多为气动-电控呼吸机，需要两个高压气源，分别为氧气源和空气源，通常压力要求为 3～5 kg/cm^2（2206～3678 mmHg）。氧气源通常由中央气源提供，个别情况下可使用氧气瓶。而空气源则可能由中央气源提供，也可能通过空气压缩机提供。

2. 空氧混合器 空氧混合器作为呼吸机中控制空气和氧气混合的部件，其功能是按照预设的吸入氧浓度把空气和氧气混合在一起，通过呼吸机输送到患者。空氧混合器的氧浓度调节范围为 21%～100%。

3．气体传输系统、各种阀门和传感器　流量阀是控制通气流量的组件，为实现吸气时间的执行部件，通过软、硬件的设置，可把通气气流波形控制为方波、递减波或更复杂的形式，通常包括活塞控制、普通电磁阀开关配合调节阀、涡轮直接控制、比例电磁阀控制等形式。

流量传感器是呼吸机的关键部件之一，用以监测气体速度参数，以反馈给呼吸机电子组件部分以控制呼吸机精确送气。通过安装在呼吸机内、外部管路中的流量传感器，可以监测患者的吸入及呼出流量，结合时间积分，即可计算吸入及呼出的潮气量。根据工作原理不同，流量传感器可分为测压式、热丝式、超声式等。

呼气阀是正压通气的重要部件。其作用为吸气时封闭呼气回路，保证气体输送给患者；呼气时，呼气阀打开，维持呼气时的压力。呼气阀有气囊活瓣气控式、电磁机械控制式、主动电磁阀等形式。

4．呼吸机外部管路　现代呼吸机多采用双回路管路，其管路可分为三部分：①吸气支：吸气期，呼吸机送出气体，气流通过该管路进入Y型端；②呼气支：患者呼出的气体通过该管路回到呼吸机，最终经呼气阀排出；③Y型端：与吸气支、呼气支相连，同时通过人工气道或面罩与患者相连，吸呼气体均会通过Y型端。在吸气支或Y型端处会串联湿化装置。

生理状态下，气道将吸入气体进行加温加湿，达到体温37℃、相对湿度100%的状态。大部分的加温加湿过程是在鼻咽、口咽中进行的，而当患者建立人工气道后，吸入气体无法接触生理气道，无法得到加温加湿。而吸入温湿度不足的气体会损伤气道纤毛，影响气道黏液转运系统的功能，因此需在呼吸机外部管路中连接湿化装置。湿化装置可选用加温加湿器，串联在吸气支，通气时间较短时也可采用湿热交换器，安装在 Y 型端。因管路中的水蒸气会在气体输送的过程中发生液化，生成冷凝水，因此，呼吸机外部管路通常需串联积水杯，以便清除冷凝水。

外部管部中的气体走向：从呼吸机出气口进入吸气支（中间经过湿化罐），再进入 Y 型端，通过人工气道或面罩进入患者，患者呼出的气体经人工气道或面罩进入呼气支，再到呼吸机呼气阀，排入大气。见图 1-1。

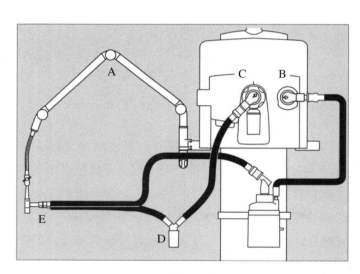

图 1-1　呼吸机管路图

A. 力臂；B. 呼吸机出气口；C. 呼吸机回气口；D. 积水杯；E. Y 型端

呼吸机的管路安装步骤如下。

（1）在湿化器上安装湿化罐。

（2）连接呼吸机出气口与湿化罐。

（3）连接湿化罐与 Y 型端。

（4）连接 Y 型端与呼吸机回气口。

（5）在呼吸机呼气管最低处安装积水杯。

（6）将连接好的呼吸机管路架在力臂上。

（吕　姗）

第五节　呼吸机相关性肺损伤

机械通气常用于危重患者的救治，目前临床上最常用的机械通气是正压通气，机械通气的不良作用也常常与压力有关。

一、呼吸机相关性肺损伤的概念

1952 年在丹麦哥本哈根的脊髓灰质炎大流行期间，研究者发现，机械通气能引起肺的结构性损伤；1967 年在机械通气患者的尸检中发现，其存在弥漫性肺泡渗出和肺透明膜形成，称为"呼吸机肺"；越来越多的证据表明，不恰当的机械通气应用可诱发或加重肺损伤。

广义的呼吸机相关性肺损伤（ventilator-induced lung injury，VILI，标准叫法为机械通气相关性肺损伤，ventilation-associated lung injury，VALI）是指因机械通气引起的肺的损伤。有学者认为，无论过高的压力或过高的容量，都是重要的致伤因素，可统称为压力 - 容积伤。Marini 和 Gattnoni 提出了呼吸功的概念，即按照能量守恒定律，输入的能量在动能、势能和热能（形变）等多种形式之间相互转换。

二、呼吸机相关性肺损伤的类型及其表现

1．气压伤 肺泡膨胀时通气，引起肺泡过度扩张，可导致肺泡和周围血管间隙压力梯度明显增大，导致血管周围肺泡基底部破裂，导致气体泄漏和各种气压伤（如气胸、纵隔气肿、皮下气肿）；肺过度膨胀而引起的细微损伤也可表现为肺水肿。影像学上表现为有明确的肺泡外积气的证据，比如肺间质气肿、胸膜下气囊肿、皮下气肿、纵隔气肿、肺过度充气、气胸、心包积气、气腹、腹膜后积气等。

2．容积伤 气压伤容易使人误以为只有过高的气压才会导致肺损伤，但研究表明，肺部过度充气牵张与过低的呼气末容积均可引起肺损伤。目前认为，不管是气压伤，还是容积伤，都与肺牵张有关，或统称为气压 - 容积伤。由高充气容积导致肺泡过度扩张引起的肺损伤主要表现为肺水肿，放射学与组织病理学特点与急性呼吸窘迫综合征（ARDS）非常相似。

3．系统性气栓塞 气体通过损伤的肺泡壁进入支气管血管鞘内时，如果鞘内血管因炎症或剪切力而损伤，鞘内其他气体就会借助较高的压力进入肺静脉，并经肺循环到达其他系统或器官，产生临床栓塞的表现（如脑栓塞等），即系统性气栓塞。临床上可表现为不明原因的多器官损害或衰竭，诊断比较困难。

4．能量伤 在每个呼吸周期里，平台压、驱动压、应力 / 应变、潮气量、容量和 PEEP 等均是能量伤的来源，可以与应力放大效应或超出机械性损伤的阈值、应力循环频率及暴露时间等相互作用。

5．萎陷伤 除上述机械牵张因素会导致肺损伤外，剪切力

在肺损伤的过程中也起到很重要的作用，在低肺容量（绝对值）下进行机械通气时也会造成此类损伤。损伤的机制包括气道和肺单位反复开闭、表面活性物质功能改变和局部的缺氧。这类损伤的特征为气道上皮脱落、透明膜形成和肺水肿，并且对肺的影响可能更严重。

6．生物伤 肺泡过度扩张和肺泡反复开 - 闭的牵拉伤均会增加肺内炎性介质和细胞因子的积聚，引起生物伤。炎性介质可进入肺循环，引起系统性炎症，并损害远处重要器官，某些类性介质还会引起肺纤维化。

三、呼吸机相关性肺损伤的作用机制

1．应力放大效应 在 ARDS 中，由于肺泡塌陷、肺容积减少，肺组织的黏滞阻力增加。正常肺组织需要共同承担应力，当肺的顺应性发生改变、塌陷肺泡增多时，肺组织中应力承载的单元减少，肺泡负荷就会逐渐增加而发生续惯性功能衰竭。肺实质不均性使应力和应变局部增加，交界区压力成比例升高导致其容积比增加，即剪切力增大。

2．机械性损伤阈值 不同肺部病变的机械性损伤阈值是不同的，包括以下情况：①肺和胸壁结构的发育不全，肺表面活性物质缺乏；②炎性细胞的大量浸润，释放各种有害介质和毒性产物，降低患者的防御能力，增加 VILI 的易感性。肺损伤程度、肺血管压力、流量的不同及人群的不同会使机械性损伤的阈值不同，致使某些肺部疾病如 ARDS 更易发生 VILI。

3．应力循环频率及暴露时间 在对小鼠进行的实验中发现，呼吸频率的增加和吸气流量的增加，以及处在高压时的时间延长均能增加 VILI 的发生率。

四、如何预防呼吸机相关性肺损伤

随着近年对 VILI 的研究，机械通气的目的和策略已发生重大改变，已从过去片面地追求降低呼吸功的同时维持气体交换、动脉血气正常，改变为减轻 VILI 的同时维持气体交换。机械通气的策略已废弃过去大潮气量（10～15 ml/kg）、低呼气末正压的常规方法，转而采用保护性肺通气策略。

1. 限制性潮气量通气和允许性高碳酸血症　限制性潮气量为 4～8 ml/kg，限制跨肺平台压（Pplat）≤ 30 cmH$_2$O，驱动压 ≤ 15 cmH$_2$O。如果能测食管内压力，则保持跨肺压 ≤ 15 cmH$_2$O。尽量减少肺的牵张和剪切力。

应力是肺组织单位面积上受到的压力。应变是由于应力导致肺容积的相对改变，潮气量需根据肺的顺应性不同而设定。

2. 设定合适的 PEEP　低 PEEP 不足以维持肺泡扩张，反而会增加 VILI 的发生率。最佳 PEEP 可以消除塌陷肺泡反复复张产生的剪切力，减轻肺损伤，同时增加功能残气量，改善通气／血流比值，从而改善低氧血症，但过高 PEEP 会引起静脉回流障碍和肺过度膨胀，应根据跨肺压来设定 PEEP。选择最佳 PEEP，既可防止呼气末肺泡萎陷，又能避免肺泡过度膨胀。

3. 肺复张　是一种使塌陷肺泡最大限度复张并保持其开放以增加肺容积、改善血氧饱和度的方法。肺复张常用的方法为：控制性肺膨胀法、PEEP 递增法、压力控制法、叹息法通气等。

4. 俯卧位通气　其生理效应包括：呼气末肺容积增加，获得更佳的通气／血流比值，心脏下肺单位受到的压迫减小，局部通气得到改善。动物实验发现，俯卧位能增加通气的均一性，从而最大限度地避免肺损伤。

示例：患者女性，26 岁，间质性肺炎合并感染，弥漫性肺泡出血，胸部 X 线片如图 1-2 所示。气管插管呼吸机辅助呼吸，容量控制模式，Vt = 450 ml，PEEP = 10 cmH$_2$O，FiO$_2$ = 80%，f = 20 次 / 分。患者出现右侧气胸。

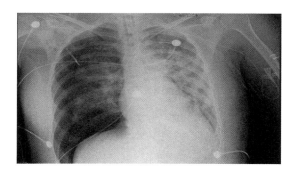

图 1-2　床旁胸部 X 线片

（杨曙光）

第二章

机械通气常用模式

第一节　辅助控制通气模式

辅助控制通气（A/C）模式是辅助通气（assist ventilation，AV）和控制通气（control ventilation，CV）两种通气模式的结合，即人为预设一定的呼吸频率作为背景频率，当患者自主呼吸频率低于预设频率或由于各种原因导致吸气时压力或流量变化不能达到设定的吸气触发灵敏度触发呼吸机送气时，呼吸机即以预设的潮气量或压力及通气频率进行正压通气，即 CV 模式；当患者的吸气用力可达到触发灵敏度触发呼吸机送气时，通气以高于预置频率的任何频率进行，即 AV 模式。开始通气后，可按通气目标分为定容型（V-A/C）模式和定压型（P-A/C）模式，吸气时间结束后，转为呼气。

A/C 模式适用于无自主呼吸或自主呼吸较弱的患者，对于心肺功能储备较差者，可提供最大的通气支持，减少患者的呼吸做功。

V-A/C 模式的最大优势为潮气量固定，有利于将肺泡通气量维持在一个固定水平；缺点为吸气流速形态固定不变，且患者即使有主动吸气努力也不会增加 Vt 的供给，有造成人机对抗的风险。气道压力随患者的呼吸形态、肺顺应性、气道阻力不同而变化，需密切监测。

V-A/C 模式的参数设置：Vt、RR、FiO_2、PEEP、触发灵敏度、吸气流速 / 波形、I：E。

P-A/C 模式的最大优势为吸气峰压和肺泡内峰压恒定，流速可随患者需求而改变，一定程度上可降低人机对抗的发生风险；缺点为潮气量不恒定，受患者的通气形态及呼吸力学影响，需密切监测。

P-A/C 模式的参数设置：PC、RR、I∶E、FiO_2、PEEP、触发灵敏度、压力上升时间。

（杜安琪）

第二节　支持通气模式

压力支持通气（pressure support ventilation，PSV）模式属于部分通气支持模式，由患者自主触发送气，按预设的压力支持（pressure support，PS）辅助通气，呼吸频率、吸气时间及潮气量均由患者自主控制。PS 水平取决于患者的通气需求、自主呼吸能力、气道阻力及肺顺应性。过高的 PS 可导致通气过度和（或）呼吸暂停，过低的 PS 可导致呼吸困难和呼吸肌疲劳、CO_2 潴留或严重的低氧血症。PSV 模式中的吸呼切换通常为流速切换，即设定呼气触发灵敏度为当患者吸气流速降低至低于某个阈值水平时，由吸气相切换到呼气相，呼气流速通常为吸气峰流速的 25%。为保障通气安全，PSV 有二级呼气切换方式，即压力上升超过设置水平或吸气时间延长至呼吸机内置限制（通常为 3 s）时，都会自动切换为呼气相。此外，还需设置后备窒息通气时间及后备通气模式。当窒息发生时，呼吸机自动切换至后备通气（辅助控制通气模式）以保证患者通气。故当使用自主通气模式时，呼吸机设置应更加谨慎并密切监测，以及时调整。

PSV 模式适用于呼吸中枢驱动正常、自主呼吸较好的患者，常用于撤机。

PSV 模式参数设置：PS、FiO_2、PEEP、吸气触发灵敏度、呼气触发灵敏度、压力上升时间、窒息通气时间、窒息通气模式。

（杜安琪）

第三节　混合通气模式

同步间歇指令通气（synchronized intermittent mandatory ventilation，SIMV）模式是自主呼吸与控制通气相结合的呼吸模式。呼吸机按预设的 SIMV 频率将呼吸周期平分，每一份由控制（SIMV）窗及自主窗组成。控制窗中有一部分时间为触发窗，触发窗的具体时长是由呼吸机内部参数及 SIMV 频率决定的。在触发窗内，患者可触发与自主呼吸同步的指令通气，若患者在触发窗内未触发，则在触发窗快结束时给予控制通气；在两个控制窗之间允许患者自主呼吸。指令通气按预设容量（容量控制 SIMV）或预设压力（压力控制 SIMV）的形式来进行。使用 SIMV 模式时，由于间歇控制通气之间的每一次自主呼吸无压力辅助，对于自主呼吸功能不强的患者来说往往会感觉较控制通气时费力，可造成控制通气和自主通气之间潮气量波动较大，导致人机对抗。因此，通常 SIMV 模式应联合 PSV 模式使用，以减少控制通气与自主通气的差异，提高人机协调性。SIMV+ PSV 可提供部分呼吸支持，并允许患者有不同程度的自主呼吸。SIMV 频率越高，呼吸机支持的比例越高，如图 2-1 所示。

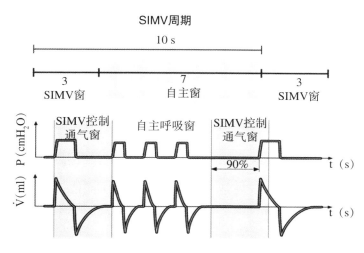

图 2-1 SIMV 模式原理示意图

设定 SIMV 频率为 6 次，则每个呼吸周期为 10 s，假定控制窗为 3 s 时，则自主窗为 7 s，触发窗为控制窗的前 90%，即如果在触发窗内不能感受到患者的自主触发，则呼吸机在刚过控制窗 90% 时给予一次控制通气，反之如果可以感受到患者触发，则在触发窗内同步给予患者一次控制通气。在控制通气结束后及自主窗内患者均可进行自主呼吸

SIMV 模式适用于有一定自主呼吸的患者，支持水平可调范围大，在保证一定通气量的同时，在一定程度上允许自主呼吸参与，可防止呼吸肌萎缩。患者自主呼吸逐渐增强后，可下调 SIMV 频率，向撤机过度。该模式常作为困难脱机患者脱机锻炼的模式。

容量控制 SIMV 参数设置：Vt、Ti（或 I：E 或吸气流速）、SIMV 频率、FiO_2、PEEP、触发灵敏度、PS。

压力控制 SIMV 参数设置：PC、Ti（或 I：E）、SIMV 频率、FiO_2、PEEP、触发灵敏度、PS。

（杜安琪）

第四节　其他通气模式

▶ 一、持续气道正压通气

持续气道正压通气（continue positive airway pressure，CPAP）模式为自主通气模式，即气道压在吸气相和呼气相都保持在相同水平的正压通气模式。当患者吸气使气道压低于 CPAP 水平时，呼吸机通过持续气流或按需气流供气，使气道压维持在 CPAP 水平；当呼气使气道压高于 CPAP 时，呼气阀打开以释放气体，维持气道压在 CPAP 水平。实际呼吸频率及潮气量完全由患者决定。Vt 与 CPAP 水平、自主呼吸和呼吸力学状况有关。

该模式适用于呼吸中枢及呼吸驱动均正常或偏高、具有较强呼吸能力的患者，如患有心源性肺水肿、睡眠性呼吸障碍等疾病的患者。需设置 FiO_2、PEEP。PEEP 水平需根据病情及治疗需要调节，一般维持在 $0 \sim 15\ cmH_2O$。

▶ 二、双水平气道正压通气

双水平气道正压通气（Bi-level positive airway pressure，BiPAP）模式需将气道压力设定为一高一低两个水平的 CPAP，即每一个呼吸周期的气道压力都包括高压相 CPAP 及低压相 CPAP。高压相及低压相可设定具体的持续时间，比例可调，并按预设的呼吸频率进行切换。在高压相和低压相上患者均可进行自主呼吸。当患者没有自主呼吸时，每次呼吸的驱动压为高压相及低压相的差值；当患者存在自主呼吸时，自主呼吸可出现在高压相或低压相。在低压相上可联合 PSV 模式，以提高人机同步性。

BiPAP 模式主要设置参数：高水平压力（P_{high}）、低水平压力（P_{low}）、高压力相时间（T_{high}）、低压力时间（T_{low}）、呼吸频率、压力支持（PS）。T_{high}/T_{low} 通常维持在 $1:1.5 \sim 1:2$。

三、气道压力释放通气模式

气道压力释放通气（airway pressure release ventilation，APRV）模式即在 CPAP 的基础上以一定的频率释放压力，压力释放水平和时间长短可调。在压力释放期间，肺部将被动排气，相当于呼气过程，可排出更多的 CO_2。当短暂的压力释放结束后，气道压力又恢复到原有较高的 CPAP 水平，相当于吸气过程。因此，APRV 较 CPAP 增加了肺泡通气，改善了血氧饱和度，而与 A/C 模式相比，APRV 显著降低了气道峰压，减少了肺泡过度扩张所导致的肺损伤风险，并允许患者自主呼吸。但需注意的是，APRV 压力释放时存在肺泡萎陷的风险。

APRV 模式设置参数与 BiPAP 模式大致相同，但 T_{high}/T_{low} 为反比，通常 T_{high} 设置为 $4.5 \sim 5$ s，以保证足够的肺内压及肺容量；T_{low} 为 $0.3 \sim 1$ s，需观察患者呼气流量并进行调节，避免患者存在主动呼气，维持呼气末流速在 $25\% \sim 50\%$ 的呼气峰流速。

四、成比例辅助通气模式

成比例辅助通气（proportional assist ventilation，PAV）模式以运动方程：Paw = Pel + Pres = V × Ers + F × Rrs 为基础，Paw

为气道总压力，Pel 为对抗呼吸系统弹性回缩力所需要的压力，Pres 为克服气道阻力所需要的压力，V 为肺容量，Ers 为弹性阻力，F 为流量，Rrs 为黏滞阻力。根据监测到的患者吸气努力、流量和容量，呼吸机提供一个与患者吸气努力大小成比例的压力进行反馈调节，$Paw = K_1 \times V + K_2 \times F$，$K_1$ 是 Paw 与容量之间的比例，K_2 是 Paw 与流速间的比例。因此，PAV 模式提供的通气压力辅助是变化的，随患者自主呼吸做功程度的变化而变化，人机协调性较好。但通气时需密切监测，避免治疗过程中参数设置不当或由于肺顺应性改善、体位改变等影响顺应性而引起设置的 K_1 或 K_2 高于实际需要，导致"脱逸"现象的发生。

PAV 模式使用时需根据患者基础病情设定 K_1、K_2。例如，哮喘、COPD 等气道阻力增加的患者，可主要基于 K_2；而 ARDS 等肺顺应性降低的患者，可主要基于 K_1。注意 K_1、K_2 均不能过高，过高可导致压力辅助过度，产生"脱逸"现象。

五、容量支持通气模式

容量支持通气（volum support，VS）模式也称为闭环状态下的压力支持通气模式，即由患者触发，以既定 Vt 为目标，通过监测实际 Vt 反馈调节压力支持水平。即在该模式启用时，先进行一次既定的以 Vt 为目标的容量控制通气，监测呼出潮气量（Vte）并计算患者呼吸系统的顺应性，以此次测量结果设定并进行下一次压力支持通气，并在随后的呼吸过程中通过监测实际 Vt 与目标 Vt 的差异，不断反馈调节吸气压力的大小，以输出相对稳定的潮气量。

六、Smart Care 模式

该模式可根据患者的 Vt、RR、呼气末二氧化碳分压及预设通气目标自动调节 PS 水平，使患者维持相对合理的通气范围（Vt > 300 ml）、呼吸频率为 12～30 次 / 分、呼气末二氧化碳分压 < 55 mmHg（假设患者体重 > 55 kg，无 COPD 及神经系统损伤病史）的智能模式。该模式使用过程中，若监测到上述参数超出范围，则呼吸机可根据测得的参数、预设参数范围及患者既往呼吸形态，每 5 分钟对 PS 水平进行 1 次调节。Smart Care 模式常用于患者撤机，该模式可自动降低压力支持水平以辅助患者撤机。当 PS 水平降至足够低时，呼吸机自动开始自主呼吸实验，若自主呼吸实验成功，呼吸机将进一步提示临床医生是否考虑撤机。

七、神经调节辅助通气模式

神经调节辅助通气（neurally adjusted ventilatory assist，NAVA）模式使用时需在食管内放置一个有 4 个膈肌电活动（electrical activity of diaphragm，Edi）描记电极的特殊鼻胃管，并通过检测波形确保电极始终位于平分膈肌的两侧，以保证该模式的正常工作。通过实时监测 Edi 作为控制送气的神经冲动信号触发呼吸机送气，并根据 Edi 与设定 NAVA 支持水平即时调节输出压力，从而保障呼吸肌辅助强度与患者通气需求的一致。一般设置触发灵敏度为 0.5 μV，即 Edi 在最小值基础上增加 0.5 μV 可触发呼吸机送气。NAVA 模式在设有神经触发的同时还保留了流速触发，并按照先到先触发的原则进行送气。

NAVA 支持水平即每毫伏 Edi 信号成比例扩大的气道压力的幅度。因此，呼吸机提供压力（不包括 PEEP）P=Edi × NAVA 支持水平。例如，患者最大 Edi 为 5 μV，NAVA 支持水平为 1 cmH$_2$O/μV，则呼吸机最高给予 5 cmH$_2$O 的压力辅助。患者的吸呼切换随呼吸强度的不同，其转换标准略有差异：①当 Edi 正常或强度高时，Edi 下降至峰值的 70% 时切换为呼气；②当 Edi 强度低，Edi 下降至峰值的 40% 时切换为呼气；③当气道压力超过 Edi 计算的辅助压力 4 cmH$_2$O 后，吸气自动终止，切换为呼气，以防止通气失控。

需要注意的是，在通气过程中，如果因电极片位置移动或镇静过度等原因导致 Edi 减弱或消失，则在 1/2 的窒息通气时间自动切换为 PSV 模式；若能重新获取 Edi，则再次切换为 NAVA 模式。若整个窒息通气时间内既不能感受到 Edi 也未能达到流量或压力触发灵敏度，则切换为 PSV 模式通气。

总之，NAVA 模式极大程度地增加了人机同步性，减少了呼吸肌做功，改善膈肌疲劳，有助于避免通气相关性肺损伤；即使当患者存在内源性 PEEP，亦可明显改善触发及通气效果。此外，该模式亦可用于无创通气。

八、导管补偿模式

导管补偿（automatic tube compensation，ATC）模式使用时需输入人工气道类型（气管切开或气管插管）、型号，以确定人工气道的阻力系数，通过连续监测流量、导管末端压力，反馈调节气道压力以补偿人工气道阻力。

九、适应性支持模式

适应性支持（adaptive support ventilation，ASV）模式可在维持恰当血氧饱和度及酸碱平衡的同时，根据实时监测到的患者的呼吸力学指标、呼吸做功情况反馈调节 RR、Ti、气道压力，以将呼吸系统弹性负荷和阻力负荷降至最低，达到最小呼吸功的目标。其数学模型为 $f_{target} = (\sqrt{1 + 4\pi^2\tau(V_E - f_bV_D)/(V_D-1)}/2\pi^2\tau$，$\tau$ 为时间常数（$\tau = RC$），R 为气道阻力，C 为顺应性，f_b 为呼吸频率，V_E 为每分通气量，V_D 为无效腔通气量。呼吸机基于患者理想体重给予 100 ml/（kg·min）的预设每分通气量，实际目标每分通气量控制在该数值的 25%～350%，呼吸机为患者提供完全或部分的通气支持。通气初始，呼吸机通过几次测试性呼吸，测得顺应性、阻力及内源性 PEEP，并根据上述肺部力学指标自动调整通气参数以达到设置目标。同时，可根据呼气时间常数调整控制通气时吸呼比或吸气时间，以保证足够的呼气时间（$3 \times \tau$）。在此基础上，智能通气模式增加了血氧饱和度与通气的反馈调节功能，即通过监测呼气末二氧化碳分压进行反馈调节。呼吸机内置正常肺、ARDS、头部外伤患者及 COPD 患者等不同的目标呼气末二氧化碳分压值以供选择，并可按照 ARDSnet 发布的 PEEP/ 吸入氧浓度表，根据监测到的血氧饱和度调节 PEEP 及吸入氧浓度。

ASV 模式使用需设置：①患者性别、身高，以估算目标每分通气量；②每分通气量百分比（MV%），若设置为 100%，则呼吸机提供的每分通气量为 0.1 L/kg（成人）或 0.2 L/kg（儿童）；使用过程中，可根据患者状态、动脉血气及呼吸监测参数，调整每分通气量百分比，以达到稳定状态；③气道压力报警上限。

有创呼吸机的初始设置

（杜安琪）

31

第五节 无创机械通气模式

无创正压通气（noninvasive positive pressure ventilation，NPPV）是指通过鼻罩、口鼻面罩或全脸面罩等无创性方式将患者与呼吸机相连而进行的正压辅助通气。目前，循证医学高度推荐在慢性阻塞性肺疾病急性加重期（AECOPD）及急性左心力衰竭患者中应用 NPPV 模式，它还适用于器官移植术后和免疫抑制的呼吸衰竭患者，少量研究支持其适用于哮喘患者。但不推荐应用无创通气代替有创机械通气治疗低氧性呼吸衰竭，如 ARDS。

一、适应证及禁忌证

应用 NPPV 模式，患者必须具备以下基本条件：有较好的意识状态、咳痰能力、自主呼吸能力，血流动力学稳定，并能较好地配合 NPPV 模式。NPPV 模式主要适用于轻中度呼吸衰竭的患者。其具体适用指证为：患者出现中重度呼吸困难，表现为呼吸急促（COPD 患者呼吸频率 > 24 次 / 分，充血性心力衰竭患者呼吸频率 > 30 次 / 分）；辅助呼吸肌参与或胸腹矛盾运动；血气值异常：pH < 7.35，$PaCO_2$ > 45 mmHg 或 PaO_2/FiO_2 < 200 mmHg。

使用 NPPV 除严格把握适应证外，还需注意是否存在禁忌证。其绝对禁忌证为：①心搏或呼吸停止；②自主呼吸微弱、昏迷；③循环、呼吸不稳定；④误吸风险高，不能清除口咽及上呼吸道分泌物，呼吸道保护能力差；⑤鼻咽腔永久性解剖学异常；⑥合并其他器官功能衰竭（血流动力学不稳定、不稳定的心律失常，消化道大出血或穿孔，严重脑部疾病等）；⑦颈面部创伤、烧伤及畸形；⑧近期面部、颈部、口腔、咽腔、食管及胃部手术史；⑨上呼吸道梗阻；⑩明显不配合。相对禁忌证为：①气道分泌物多和（或）排痰障碍；②严重感染；③极度紧张；④严重低氧血症（PaO_2 < 45 mmHg）、严重酸中毒（pH ≤ 7.20）；⑤近期上腹部手术史（尤其是需要严格胃肠减压者）；⑥严重肥胖；⑦上呼吸道机械性阻塞。

　　一旦使用无创通气，应密切观察患者的临床状况及血气变化，以及时合理地调整治疗方案。如果患者出现意识障碍或烦躁不安、不能清除分泌物、无法耐受治疗、血流动力学指标不稳定、血氧饱和度功能恶化、CO_2 潴留加重或治疗 1～4 h 后无改善（$PaCO_2$ 无改善或加重，出现严重的呼吸性酸中毒、pH < 7.2 或严重的低氧血症）时，预示无创通气治疗失败，应及时建立人工气道并行有创通气。

无创呼吸机的
准备

二、常用模式

　　1．持续气道正压通气（continuous positive airway pressure，CPAP）模式　该模式完全由患者自主控制，吸气相与呼气相压力相等；主要用于阻塞性睡眠呼吸暂停综合征、自主呼吸较强、只需呼吸机稍微辅助的患者。参数设置：EPAP（呼气气道正压）、FiO_2。

　　2．自主呼吸（spontaneous，S）模式　患者有自主呼吸或能触发呼吸机送气，呼气相呼吸机保持预先设定的 EPAP，在感受到患者触发呼吸机送气时将压力提高至预先设定的吸气气道正压（IPAP）以辅助呼吸、流速切换，患者自主控制呼吸频率和吸呼比或吸气时间，是一种比较常用的无创机械通气模式。参数设置：IPAP、EPAP、FiO_2、压力上升时间。

3. 时间控制（timed，T）模式　患者无自主呼吸或不能自主触发呼吸机送气，呼吸机完全控制患者的呼吸，提供 IPAP、EPAP，按照预设频率、Ti（I/E）进行送气。这种模式主要用于无自主呼吸或自主呼吸能力弱的患者。极少单独使用该模式。参数设置：IPAP、EPAP、FiO_2、压力上升时间、RR、Ti。

4. 自主呼吸与时间控制自动切换（spontaneous/timed，S/T）模式　当患者两次呼吸间隔低于预设通气间隔时，为 S 模式；仅当患者两次呼吸间隔高于预设通气频率时，为 T 模式。例如，预设频率为 10 次 / 分，呼吸间隔为 6 秒，则呼吸机等待6 秒，若患者在 6 秒内能触发呼吸机，则呼吸机为 S 模式，反之为 T 模式。该模式使用最普遍。参数设置：IPAP、EPAP、FiO_2、压力上升时间、RR、Ti。

5. PCV 模式　与有创通气相似，但较少使用。

6. 平均容量保证压力支持（average volume assured pressure support，AVAPS）模式　为一种适应性压力控制通气模式。通过监测实际潮气量并做出反馈，逐步在数分钟内在最大和最小设置值之间自动调节 IPAP，以维持实际潮气量大于或等于目标潮气量。即当患者自主呼吸努力降低时，呼吸机将提高 IPAP水平以维持目标潮气量，反之亦然。参数设置：最大压力水平、目标 Vt、FiO_2、EPAP、Ti、RR。

（杨曙光）

第三章

常见疾病的机械通气模拟培训

　　本章主要介绍常见疾病的机械通气治疗，除了每种特定疾病的常用机械通气模式选择和参数设置外，还结合情景病例，应用模拟肺，以期达到情景模拟培训的效果。近年来，医学模拟教学发展迅速，为医学生的学习提供了一个安全、真实和可控的环境，逐渐成为医学教学的发展趋势之一。针对机械通气这一实操性强、知识抽象、应用于急危重症患者的技术，基于模拟教学系统，通过情景病例可以让临床医师或医学生更真实地置身于临床情境。通过模拟培训能让临床医师或医学生更透彻地理解机械通气的基本原理，更熟练地将该技术应用于临床。

　　本章针对每种疾病设计了情景模拟病例，根据正压通气时肺部的主要病理生理指标，介绍模拟培训时模拟肺的设置参数，主要包括：自主呼吸频率、呼吸驱动、顺应性、吸入阻力和呼出阻力等；并结合上述情景病例及模拟肺的设置，介绍在该情况下应调整的呼吸机设置。

第一节　术后患者的机械通气

一、术后患者的特点

　　外科手术（主要是全麻手术）后患者需要接受机械通气治疗，但这类患者大多不会出现复杂的呼吸系统问题，并且能在24小时内脱机拔管。但也有部分患者会出现通气功能障碍，尤其是接受胸部或上腹部手术的患者。由于膈肌、胸壁运动和形状的改变，肺容积和肺活量会有不同程度的降低，甚至还会出现肺不张。大手术创伤带来的炎症反应、大量的输血、术中的循环波动等因素还会造成肺水肿。若患者术前即存在肺部基础疾病，则术后出现呼吸衰竭的风险更大。

二、术后患者的呼吸机设置

对于合并慢性肺部基础疾病或新发急性呼吸窘迫综合征等情况，机械通气的设置原则与非术后患者相同。术后患者的呼吸机设置原则如下。

1. 模式 初始一般采用辅助控制（A/C）模式，定容或定压控制（容量/压力控制）均可。

2. 潮气量 潮气量设置为 6 ~ 8 ml/kg（IBW），平台压 ≤ 30 cmH$_2$O。

3. 呼吸频率 一般设置为 12 ~ 18 次/分，吸气时间为 1 ~ 1.5 s。根据 PaCO$_2$ 和 pH 进行调节。

4. PEEP 的设定 初始设定为 5 cmH$_2$O；如果出现肺水肿或肺不张，可以进行肺复张，参考 ARDS 的方法进行最佳 PEEP 设定。PEEP 的设定一般不超过 10 cmH$_2$O。

5. FiO$_2$ 根据目标氧分压和血氧饱和度调节，维持 PaO$_2$ > 80 mmHg。

6. 脱机原则 待患者麻醉清醒后可逐渐降低呼吸机给予的压力及控制呼吸频率，根据呼吸频率、潮气量、血氧饱和度等指标，尽快脱机。

模拟病例实践

患者男性，60 岁，身高 175 cm，体重 60 kg，既往体健。因肝癌行肝右叶巨大肿瘤切除术，术中出血 1000 ml，术中循环相对稳定，低血压 1 次，最低血压 70/40 mmHg，持续约 3 分钟。术后带气管插管回 ICU，麻醉未清醒，血压（BP）130/80 mmHg，心率（HR）80 次 / 分，体温（T）36.6 ℃。血气分析结果：pH 7.45，PCO_2 38 mmHg，PO_2 108 mmHg。为进一步治疗行有创机械通气。

模拟肺设置：呼吸频率 0 次 / 分，呼吸驱动 0 cmH_2O，顺应性 65 ml/H_2O，吸入阻力 10 $H_2O/$（$L \cdot s$），呼出阻力 10 $H_2O/$（$L \cdot s$）。

呼吸机设置：容量控制通气模式；根据该患者身高计算出其理想体重约为 70 kg，初始潮气量设为 8 ml/kg（IBW），则为 560 ml；初始呼吸频率 12 次 / 分，吸气时间为 1.3 s，吸呼比为 1：2，PEEP 5 cmH_2O，FiO_2 50％；维持目标 PaO_2 > 80 mmHg。该呼吸机模式下监测平台压为 16 cmH_2O。随着患者麻醉清醒，逐渐降低呼吸机支持的压力和呼吸频率。

（赵慧颖）

第二节　急性呼吸窘迫综合征患者的机械通气

一、急性呼吸窘迫综合征的定义

急性呼吸窘迫综合征（acute respiratory distress syndrome，ARDS）是指肺内或肺外因素导致的急性、弥漫性的炎性损伤，引起肺部毛细血管通透性增加和不均质性的肺泡塌陷。临床上主要表现为呼吸窘迫和顽固性的低氧血症。目前 ARDS 的诊断主要依据 2012 年提出的柏林定义，具体见表 3-1。

表 3-1 ARDS 诊断的柏林定义

发病时间	1 周以内急性发生或恶化的呼吸症状
胸部影像学表现	双肺弥漫性浸润影（X 线胸片、CT 或 B 超等），不能完全由积液、肺不张或结节来解释
肺水肿起因	不能完全由心力衰竭或容量过负荷解释的呼吸衰竭
血氧饱和度指数	轻度：PEEP/CPAP $\geqslant$ 5 cmH$_2$O 时，200 mmHg $<$ PaO$_2$/FiO$_2$ $\leqslant$ 300 mmHg
	中度：PEEP $\geqslant$ 5 cmH$_2$O 时，100 mmHg $<$ PaO$_2$/FiO$_2$ $\leqslant$ 200 mmHg
	重度：PEEP $\geqslant$ 5 cmH$_2$O 时，PaO$_2$/FiO$_2$ $\leqslant$ 100 mmHg

ARDS 的治疗主要包括：治疗原发病、机械通气（部分轻度患者可以尝试无创机械通气或经鼻高流量氧疗）治疗、俯卧位通气、体外膜肺血氧饱和度等方法。

二、保护性肺通气策略

采用小潮气量 4 ~ 8 ml/kg（IBW），保证平台压 $\leqslant$ 30 cmH$_2$O。为了避免平台压过高，可通过允许性高碳酸血症治疗，pH 7.3 ~ 7.45。PaO$_2$ 的目标值为 55 ~ 80 mmHg，SpO$_2$ 的目标值为 88% ~ 95%。

理想体重（IBW）：①成年男性：50 + 0.91 × [身高（cm）−

152.4]；②成年女性：45 + 0.91 × [身高（cm）– 152.4]。简化的公式为：理想体重（kg）= 身高（cm）– 105。

三、呼吸机的初始设定

急性呼吸机窘迫综合征患者的呼吸机设置

1．模式　初始模式一般采用辅助控制（A/C）模式，容量/压力辅助控制均可。

2．潮气量　一般初始的潮气量设置为 6 ml/kg（IBW）。

3．呼吸频率　设置呼吸频率以达到合适的静息每每分通气量，但呼吸频率一般不超过 35 次/分。

4．PEEP 的设定　根据 ARDSnet 发布的表格，为达到 PaO_2 或 SpO_2 的目标值，根据吸入氧浓度，调节 PEEP（5～24 cmH_2O），具体 PEEP-FiO_2 见表3-2。

表3-2　PEEP-FiO_2 的调节选择

FiO_2	30%	40%	40%	50%	50%	60%	70%	70%
PEEP	5	5	8	8	10	10	10	12
FiO_2	70%	80%	90%	90%	90%	100%	100%	100%
PEEP	14	14	14	16	18	20	22	24

5．控制通气时，应给予患者合适的镇痛镇静，以减少患者过强的自主呼吸驱动和人机对抗。

四、潮气量和呼吸频率的调整

1．如果平台压 > 30 cmH$_2$O，可以将潮气量以 1 ml/kg（IBW）的梯度逐渐将潮气量最低降至 4 ml/kg（IBW）。

2．如果平台压 < 25 cmH$_2$O，可以将潮气量以 1 ml/kg（IBW）的梯度逐渐增加，直到平台压大于 25 cmH$_2$O 或潮气量达到 6 ml/kg（IBW）。

3．如果平台压 < 30 cmH$_2$O，对于严重呼吸窘迫的患者，则潮气量可以升至 8 ml/kg（IBW）。

4．如果 pH 为 7.15 ~ 7.30，则增加呼吸频率直到 pH > 7.30，呼吸频率的最大值不超过 35 次 / 分。

5．如果 pH < 7.15，增加呼吸频率至 35 次 / 分；如果潮气量已低至 4 ml/kg（IBW），并且 pH < 7.15，则允许平台压 > 30 cmH$_2$O。

五、肺复张

打开 ARDS 患者的塌陷肺泡的方式为设置最佳的呼气末正压（PEEP）结合肺复张。进行肺复张前要确保患者的血流动力学稳定，并充分镇痛镇静以消除自主呼吸。目前常用的肺复张的方式主要包括以下几种。

1．控制性肺膨胀法

选用持续气道内正压通气（CPAP）模式，将压力调至 35 ~ 50 cmH$_2$O，维持 20 ~ 40 s。

2．压力控制模式

选择 PCV 模式，将控制压力调整至 45 ~ 50 cmH$_2$O（峰压），将 PEEP 调整至 15~20 cmH$_2$O，呼吸频率 8~20 次 / 分，吸呼比 1∶2，维持时间 2 min。

3．PEEP 递增法

选择 PCV 模式，设置吸气压力（PEEP 以上的压力）为 15 cmH$_2$O 不变，初始 PEEP 为 20~25 cmH$_2$O，逐渐增加 PEEP（每次 5 cmH$_2$O，维持 2 min）直至 40~45 cmH$_2$O，持续 2 min。

4．叹息通气法

设置每分钟连续 3 次的叹息通气，每次叹息通气时吸气压为 45 cmH$_2$O。

5．增强叹息通气法

模式为 PCV 模式，保持吸气压 30~35 cmH$_2$O，逐渐增加 PEEP（每次 5 cmH$_2$O，持续 30 s），相应降低吸气压力，潮气量随之降低；PEEP 达到 30 cmH$_2$O 后，将模式改为 CPAP（30 cmH$_2$O，持续 30 s）模式。

在上述各种肺复张的方式中，控制性肺膨胀法和压力控制模式在临床上的应用较为广泛。在肺复张的过程中要随时关注患者的血流动力学情况。PEEP 递增法因在抑制血流动力学及增加过度膨胀等方面的不良反应相对较少，在临床上也逐渐受到重视。

六、最佳 PEEP 的选择

最佳 PEEP 的选择是为了寻找肺泡塌陷和过度膨胀间的平衡，打开肺泡的同时防止呼吸机相关性肺损伤的发生，以保证达到最佳的血氧饱和度和最小的负面损伤（包括肺损伤和血流动力学抑制等）。最佳 PEEP 的选择主要包括以下几种方法。

1．根据 ARDSnet 的表格选择 PEEP 根据目标血氧饱和度和平台压，结合吸入氧浓度，选择合适的 PEEP。

2．PEEP 递减法 PEEP 递减法是目前采用的较为广泛的维持肺复张效果的方法。充分镇痛镇静以消除自主呼吸，选择容量或压力控制模式，设置目标潮气量 4～6 ml/kg（IBM），初始 PEEP 设置为 20～25 cmH_2O，密切监测 PaO_2、SpO_2 及肺顺应性等，以每 3～5 分钟降低 2 cmH_2O 的速度下调 PEEP，记录肺顺应性最好时的 PEEP，在此 PEEP 之上的 2 cmH_2O 被认定为最佳 PEEP。最佳 PEEP 确定后，立即重复进行肺复张，再返回肺复张前的通气模式，并将 PEEP 设置在最佳 PEEP 水平。

3．根据压力-容积曲线选择 PEEP 静态压力-容积曲线的吸气支（上升支）的低位拐点压力值之上的 2 cmH_2O 被认定为最佳 PEEP。

4．其他方法 确定最佳 PEEP 的方法，包括：选择 $PaCO_2$-P_{ETCO2} 梯度最小值时的 PEEP（主要评估无效腔），应用肺 CT、超声或生物电阻抗成像技术（EIT）等影像技术，测定合适 PEEP 以平衡肺泡塌陷与过度膨胀，应用食管压监测计算跨肺压测定最佳 PEEP 等，这些方法目前在临床上应用都不广泛。

不管用哪种方法设定最佳 PEEP，临床上高 PEEP 往往用于中-重度 ARDS 患者，而轻度 ARDS 患者的 PEEP 不需过高。

七、ARDS 的其他治疗

1．俯卧位通气

如果患者 $PaO_2/FiO_2 < 150$ mmHg，影像学提示背侧肺泡塌陷较多，应实施俯卧位通气；建议每日至少实施 16 h，实施期间应给予患者充分的镇痛镇静，以减少不适，实施过程中还应注意气管插管、中心静脉导管及各种引流管的安全，注意对患者皮肤压力性损伤的防护等。

在对新冠肺炎的治疗中，也有文献报道可以给予患者清醒俯卧位治疗。对于接受传统氧疗、经鼻高流量氧疗或无创机械通气的患者，可以让其自主配合俯卧位，以改善其肺泡塌陷和通气 / 血流比值。但这方面还缺乏循证医学方面的证据，可以根据患者的情况个体化实施。

2．体外膜肺血氧饱和度

（1）体外膜肺血氧饱和度（ECMO）的启动时机

在最优的通气条件下 [$FiO_2 \geqslant 80\%$，潮气量为 6 ml/kg（IBW），$PEEP \geqslant 10$ cmH_2O 且无禁忌证]，并符合以下条件之一：

a）$PaO_2/FiO_2 < 50$ mmHg 超过 3 h；

b）$PaO_2/FiO_2 < 80$ mmHg 超过 6 h；

c）FiO_2 为 100%，$PaO_2/FiO_2 < 100$ mmHg；

d）动脉血 pH < 7.25 且 $PaCO_2 > 60$ mmHg 超过 6 h，且呼吸频率 > 35 次 / 分；

e）呼吸频率 > 35 次 / 分时，动脉血 pH < 7.2 且平台压 > 30 cmH_2O；

f）合并心源性休克或者心脏骤停。

（2）禁忌证

绝对禁忌证：合并无法恢复的原发疾病。

相对禁忌证：存在抗凝禁忌；在较高机械通气设置条件下（$FiO_2 > 90\%$，平台压 $> 30\ cmH_2O$），机械通气超过 7 天；年龄大于 70 岁；免疫抑制；存在周围大血管解剖畸形或者血管病变等。

（3）ECMO 治疗模式的选择

推荐选择 VV-ECMO 模式。当出现循环衰竭时，应判断其原因（如是否存在心源性休克）以决定是否需要 VA-ECMO 模式。

模拟病例实践

患者男性，45 岁，因"高热、畏寒、咳嗽 5 天，气促、憋气 2 天"收入 ICU。既往体健，身高 175 cm，体重 60 kg。转入 ICU 时，BP 130/80 mmHg，HR 112 次 / 分，RR 35 次 / 分，T 38.6℃。经鼻高流量吸氧（FiO_2 70%，流量 60 L/min）。血气分析结果显示：pH 7.487，PaO_2 69 mmHg，$PaCO_2$ 35 mmHg。患者胸部 CT 结果如图 3-1 所示，诊断为"重症肺炎、急性呼吸窘迫综合征"。给予患者气管插管有创呼吸机辅助通气。

ARDS 模拟肺设置：呼吸频率 35 次 / 分，呼吸驱动 10 cmH_2O，顺应性 10 ml/H_2O，气道阻力 8 $cmH_2O/$（L·s）。

呼吸机设置：

1. 充分镇痛镇静，降低过强的自主呼吸驱动

镇痛镇静（RASS 为 − 4 分，CPOT 为 0 分）后，模拟肺设置为呼吸频率 0 次 / 分，呼吸驱动 0 cmH_2O，顺应性 10 ml/H_2O，阻力 8 $cmH_2O/$（L·s）。

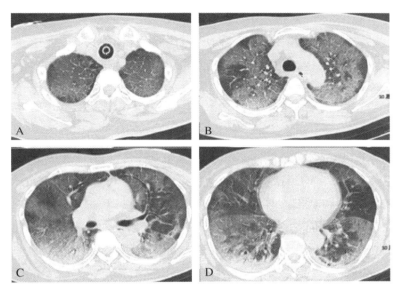

图 3-1　胸部 CT

2．初始呼吸机模式

容量控制通气模式；该患者的理想体重约为 70 kg，初始潮气量设为 6 ml/kg（IBW），则为 420 ml；初始呼吸频率 16 次 / 分；依据 ARDSnet 的表格设置 PEEP 和 FiO_2，如 PEEP 14 cmH_2O，FiO_2 70%；维持目标 PaO_2 55～80 mmHg，SpO_2 88%～95%。

该呼吸机模式下模拟肺设置：呼吸频率 0 次 / 分，呼吸驱动 0 cmH_2O，顺应性 26 ml/H_2O，阻力 8 H_2O/（L·s）。

该呼吸机模式下监测平台压为 32 cmH_2O，需将潮气量调整至 5 ml/kg（IBW），即 350 ml；调整呼吸频率为 20 次 / 分，PEEP 和 FiO_2 维持不变。平台压降至 27 cmH_2O，血气分析结果示（FiO_2 70%）：pH 7.477，PaO_2 102 mmHg，$PaCO_2$ 36 mmHg。

3．进行肺复张

采用 PCV 模式，设置吸气压力（PEEP 以上的压力）15 cmH$_2$O 不变，初始 PEEP 为 20 cmH$_2$O，逐渐增加 PEEP（每次 5 cmH$_2$O，维持 2 min）直至 40 cmH$_2$O，持续 2 min。

4．最佳 PEEP 的选择

采用 PEEP 递减法。选择容量控制模式，设置目标潮气量为 5 ml/kg（IBM），即 350 ml，初始 PEEP 设置为 20 cmH$_2$O，密切监测 PaO$_2$、SpO$_2$ 及肺顺应性等，以每 3 分钟降低 2 cmH$_2$O 的速度下调 PEEP，记录肺顺应性最好时的 PEEP，在此 PEEP 之上的 2 cmH$_2$O 被认定为最佳 PEEP。培训时提供肺顺应性的指标，引导学员当 PEEP 为 12 cmH$_2$O 时肺顺应性最大（为 36 ml/H$_2$O），最佳 PEEP 设为 14 cmH$_2$O。

最佳 PEEP 确定后，立即重复进行肺复张，再返回肺复张前通气模式，并将 PEEP 设置在最佳 PEEP 水平。

5．其他治疗

因患者 PaO$_2$/FiO$_2$ < 150 mmHg，需行俯卧位通气，每日 16 h。

（赵慧颖）

第三节 阻塞性肺疾病患者的机械通气

一、阻塞性肺疾病

阻塞性肺疾病是指具有气流受限特征的疾病，包括慢性阻塞性肺疾病（COPD）、哮喘、支气管扩张和肺囊性纤维化等。

COPD 是由于不可逆的气流受限而导致的气体陷闭，患者的呼吸功增加，呼吸肌功能障碍。哮喘是一种与气道炎症和支气管痉挛相关的发作性疾病。这一节我们主要讲解 COPD 和哮喘急性发作的机械通气，其余阻塞性肺疾病的机械通气设置是类似的。

二、内源性 PEEP

COPD 和哮喘都表现为小气道阻力增加。COPD 气道阻力增加的特征性表现为呼气气流受限，重症哮喘主要是因为气道痉挛和炎症。COPD 和哮喘所表现出的呼气阻力增加、气体呼不尽、直到下一次吸气时呼气末气流仍持续存在，会引起气体陷闭，功能残气量逐渐增加，产生内源性 PEEP（是指在无外源性 PEEP 使用下，呼气末肺泡内正压状态）。内源性 PEEP 会进一步引起：①呼吸做功增加，呼吸困难，触发困难；②人机不协调；③气压伤；④胸腔内压增加，回心血量减少，血流动力学改变，造成低血压；⑤血流动力学和呼吸力学的监测误差等。

内源性 PEEP 的识别：①呼气末流速不能降为 0；②触发失败；③增加外源性 PEEP 平台压不升高。

内源性 PEEP 的测定：控制通气模式，患者无自主呼吸，呼气时屏气，即为总 PEEP，再减去呼吸机设置的外源性 PEEP，则为内源性 PEEP。呼吸屏气时间要足够长，反应肺内的整体水平。

三、呼吸肌功能障碍

如上所述，COPD 患者气道阻力增加，气体呼不尽，进而引起功能残气量增加，肺部呈过度充气状态，使得膈肌变得平直且活动度降低。随着病情进一步加重，膈肌完全平直，吸气时呼吸辅助肌肉收缩并承担大部分做功，造成膈肌反向运动（矛盾呼吸），从而增加患者的呼吸功，进一步导致呼吸肌疲劳和无力。

四、COPD 患者的呼吸机设置

慢性阻塞性肺疾病患者的呼吸机设置

首选无创机械通气，无创通气不能耐受或失败时，选择有创机械通气。目标血氧饱和度：PaO_2 的目标值为 55～80 mmHg，SpO_2 为 88%～95%，$PaCO_2$ 维持在基础水平（50～60 mmHg，pH > 7.30）。

1. 原则　尽量延长呼气时间，减少过度充气。

2. 模式　初始一般采用辅助控制（A/C）模式，容量/压力控制均可。

3. 潮气量　一般初始的潮气量设置为 6～8 ml/kg（IBW），平台压 ≤ 30 cmH_2O。

4. 呼吸频率　不宜过快，一般设置为 8～15 次/分。吸气时间应适当缩短，一般设置为 0.6～1 s。

5. 吸气峰流量　吸气流量应最大限度地满足患者的吸气需求并提高患者的舒适度（60～80 L/min）。

6. PEEP 的设定　5 cmH_2O，或内源性 PEEP 的 80%，通常不超过 10 cmH_2O。

7．FiO_2 根据目标氧分压和血氧饱和度调节，一般不超过50%。

8．避免过度通气 $PaCO_2$ 降至患者的基础水平即可，多数患者为 $50 \sim 60\ mmHg$（$pH > 7.3$）。

五、成人哮喘患者的有创呼吸机设置

哮喘患者的主要特征是支气管痉挛和炎症，内源性 PEEP 亦是急性重症哮喘患者机械通气最应关注的问题。通气和血氧饱和度目标：PaO_2 的目标值为 $55 \sim 80\ mmHg$，SpO_2 的目标值为 $88\% \sim 95\%$，允许性高碳酸血症治疗，尽量使 $pH > 7.20$。

1．初始模式的选择 压力和容量辅助控制通气均可选择，但对于重度哮喘，由于气道阻力很高，通常气道峰压会非常高（如 $60 \sim 70\ cmH_2O$），而平台压却能维持在 $30\ cmH_2O$ 以下。因此为了达到目标潮气量，临床上通常选用容量控制模式。气道峰压报警限值可适度调整。

2．潮气量 为了尽量降低内源性 PEEP，应使用小潮气量，一般初始的潮气量设置为 $4 \sim 6\ ml/kg$（IBW），平台压 $\leqslant 30\ cmH_2O$。

3．呼吸频率 应根据气体陷闭和内源性 PEEP 的程度决定，理论上，慢频率可以减轻内源性 PEEP，但小潮气量和慢频率会导致二氧化碳潴留。通常 pH 维持在 7.20 以上即可。呼吸频率一般设置为 $8 \sim 20$ 次/分。

4．吸气时间 理论上为了延长呼气时间，吸气时间应尽量短，但又不利于气体在肺内的均匀分布，一般吸气时间设置为 $1 \sim 1.5\ s$。

5．PEEP 的设定　与 COPD 不同，哮喘主要是支气管痉挛和炎症，PEEP 的设置有争议，通常不能通过外源性 PEEP 来降低内源性 PEEP。可以尝试设置外源性 PEEP，监测总 PEEP 和平台压，如果升高，则提示外源性 PEEP 无效。还应密切监测血流动力学指标。

6．FiO_2　初始设置为 100%，血氧饱和度改善后根据目标血氧饱和度逐渐降低。

六、阻塞性肺疾病的其他治疗

1．COPD 患者　如果合并感染，应积极抗感染治疗，及时清除气道分泌物，使用支气管扩张剂。

2．重度哮喘患者　吸入支气管扩张剂和全身应用激素对于改善小气道的痉挛和炎症有重要作用。

模拟病例实践

患者男性，70 岁，身高 175 cm，体重 60 kg，COPD 病史 20 年。此次呼吸道感染后出现喘憋、呼吸困难、呼吸衰竭，予无创机械通气后，症状无显著缓解，FiO_2 50%，BP 150/80 mmHg，HR 122 次 / 分，RR 35 次 / 分，T 38.6℃。血气分析结果示：pH 7.15，$PaCO_2$ 88 mmHg，PaO_2 51 mmHg。为进一步治疗行气管插管、有创机械通气。

COPD 模拟肺设置：呼吸频率 35 次 / 分，呼吸驱动 10 cmH_2O，顺应性 30 ml/H_2O，吸入阻力 40 $cmH_2O/$（L · s），呼出阻力 80 $cmH_2O/$（L · s）。

呼吸机设置：

1．充分镇痛镇静，降低过强的自主呼吸驱动

镇痛镇静后的模拟肺设置：呼吸频率 0 次 / 分，呼吸驱动 0 cmH_2O，顺应性 30 ml/H_2O，吸入阻力 40 $H_2O/$（L·s），呼出阻力 80 $H_2O/$（L·s）。

2．呼吸机的设定及调整

容量控制通气模式，该患者的理想体重约为 70 kg，初始潮气量设为 8 ml/kg（IBW），则为 560 ml，初始呼吸频率 12 次 / 分，吸气时间 1 s，吸呼比为 1∶4，PEEP 5 cmH_2O，FiO_2 50%。维持目标 PaO_2 为 55～80 mmHg，SpO_2 88%～95%。

该呼吸机模式下监测平台压 32 cmH_2O，需将潮气量调整至 7 ml/kg（IBW），则为 490 ml，呼吸频率不变，平台压降至 27 cmH_2O。通过呼气屏气测内源性 PEEP 为 10 cmH_2O，设置外源性 PEEP 为内源性 PEEP 的 80%，为 8 cmH_2O。血气分析（FiO_2 50%）结果示：pH 7.35，PaO_2 73 mmHg，$PaCO_2$ 56 mmHg。

3．其他治疗

积极抗感染，清除呼吸道分泌物，应用支气管扩张剂。

（赵慧颖）

第四节　心力衰竭患者的机械通气

▶ 一、心肺交互情况

生理状态下吸气时胸腔内为负压，可促进静脉回流，维持

右心的前负荷。胸腔负压还可降低左心室的后负荷。充血性心力衰竭时，左心前负荷增加、肺水肿，进而造成低氧血症，进一步导致呼吸窘迫和呼吸做功增加，并加剧心力衰竭。一方面，正压机械通气吸气时胸腔压为正压，静脉回流和心脏前负荷减少，从而缓解了心力衰竭的症状。另一方面，正压通气还能改善心力衰竭患者的血氧饱和度、减少呼吸做功。尤其是呼气末正压（PEEP）能够提高胸腔内压，减少左心前负荷，并通过增加心脏外的压力改善左心后负荷，故可改善左心室功能。但 PEEP 会增加肺血管阻力，增加右心室后负荷。

二、心力衰竭患者的呼吸机设置

对于急性左心衰竭和肺水肿的患者，应首先行无创机械通气，以改善其血氧饱和度和心脏功能，减少呼吸做功，减少气管插管的概率。无创机械通气可以初始设置为 ST 模式，FiO_2 为 100%，CPAP 或 EPAP 为 10 cmH_2O。当患者出现严重心律失常、血流动力学不稳定、呼吸窘迫不缓解等情况时，应及时进行气管插管及有创机械通气。应用机械通气的过程中应密切监测血流动力学变化。

1．模式　初始一般采用辅助控制（A/C）模式，容量 / 压力控制均可。

2．潮气量　潮气量设置为 6～8 ml/kg（IBW），平台压 ≤ 30 cmH_2O。

3．呼吸频率　一般设置为 15～20 次 / 分，吸气时间为 1～1.5 s。根据 $PaCO_2$ 和 pH 进行调节。

4．PEEP 的设定　初始设定为 5～10 cmH_2O。PEEP 对左

心和右心的影响并不相同，并且对血流动力学有一定影响，因此设定 PEEP 应非常谨慎，大多数情况下左心衰竭者能从 PEEP 的应用中获益。

5．FiO$_2$　初始设定为 100%，根据目标氧分压和血氧饱和度调节，维持 PaO$_2$ > 80 mmHg。

6．脱机原则　脱机过程中胸腔内压的降低可导致肺水肿，进而引起脱机失败，因此心功能不全的患者在呼吸机减条件过程中应频繁设定，自主呼吸试验过程中应密切监测患者的症状、体征、血流动力学指标及患者的呼吸相关指标。对该类患者还可考虑有创 - 无创序惯撤机。

模拟病例实践

患者女性，72 岁，身高 160 cm，体重 65 kg。7 天前因"结肠癌、肠梗阻"行结肠癌根治术，术后患者出现急性心肌梗死。经过治疗，目前生命体征平稳，已停升压药，呼吸机已开始减条件。今晨 BP 120/80 mmHg，HR 82 次 / 分，呼吸 18 次 / 分，T 37℃。血气分析显示：血氧饱和度为 280%，遂将呼吸机条件由 SIMV+PSV 模式，减为 PSV 模式，PS 10 cmH$_2$O，PEEP 5 cmH$_2$O，FiO$_2$ 40%。2 小时后，患者逐渐出现憋气，BP 140/90 mmHg，HR 122 次 / 分，呼吸 36 次 / 分，患者大汗，听诊双肺底可闻及湿啰音。查血气示：PaO$_2$ 78 mmHg，PaCO$_2$ 28 mmHg。

模拟肺设置：呼吸频率 30 次 / 分，呼吸驱动 5 cmH$_2$O，顺应性 25 ml/H$_2$O，吸入阻力 10 cmH$_2$O/（L·s），呼出阻力 10 cmH$_2$O/（L·s）。

呼吸机设置实践：

患者出现心力衰竭，将呼吸机模式从 PSV 模式调至容量控制通气模式，并给予患者一定的镇痛镇静（浅镇静即可，RASS 由 -2 分升至 1 分）。该患者的理想体重约为 55 kg，初始潮气量设为 8 ml/kg（IBW），则为 440 ml，呼吸频率 14 次 / 分，吸气时间 1.3 s，吸呼比为 1：2，PEEP 为 10 cmH$_2$O，FiO$_2$ 为 50%。维持目标 PaO$_2$ > 80 mmHg。患者心力衰竭控制后，再逐渐减呼吸机条件。

（赵慧颖）

第五节　胸部创伤患者的机械通气

▶ 一、胸部创伤患者的特点

胸部创伤分为钝性胸部创伤和穿透性胸部创伤。穿透性胸部创伤大部分都需要外科手术，术后往往需要机械通气。常见的钝性胸部创伤包括肋骨骨折、肺挫伤、心肌及血管损伤等，其中肋骨骨折和肺挫伤最常见，单纯的肋骨骨折通常不需要机械通气。连枷胸是由多根多处肋骨骨折引起的，破坏胸壁稳定性，可引起胸壁的反常运动。疼痛会进一步限制呼吸，适当的镇痛治疗非常重要。正压通气对于胸壁的稳定有一定作用，对呼吸功能的影响不是特别严重的患者可以先尝试无创机械通气。如果患者合并严重颅脑损伤、严重呼吸功能障碍或病情进一步恶化，则需要有创机械通气治疗。

二、胸部创伤患者的呼吸机设置

对于存在肋骨骨折尤其是连枷胸的患者，需要首先给予充分的镇痛，减轻患者的通气限制。如果患者合并严重的 ARDS，则按照 ARDS 的通气原则进行，但有胸部创伤的患者更易出现气压伤，因此肺复张和 PEEP 的升高应更加谨慎。如果合并颅脑损伤，CO_2 增加及酸中毒会加重脑水肿，因此通气目标是维持 $PaCO_2$ 为 $35 \sim 45$ mmHg、pH 为 $7.35 \sim 7.45$。

1. 模式的选择　初始可以选择压力或容量辅助控制通气，如果患者血流动力学稳定，根据血氧饱和度和通气监测指标减呼吸机条件至 PSV 模式。也有文献报道，APRV 模式更有利于改善胸部创伤患者的血氧饱和度，临床医生可以根据自己的经验选择。

2. 潮气量　对于肺顺应性好的患者，潮气量设置为 $6 \sim 8$ ml/kg（IBW），维持平台压 $\leqslant 30$ cmH_2O；而对于肺顺应性差的患者（严重肺挫伤或 ARDS）则需要更低的潮气量来维持平台压 $\leqslant 30$ cmH_2O。

3. 呼吸频率　初始呼吸频率通常设置为 $15 \sim 20$ 次/分，根据 $PaCO_2$ 调整。胸部创伤患者如果没有合并颅脑损伤、颅内压升高，可行允许性高碳酸血症治疗。

4. PEEP 的选择　初始 PEEP 可以设置为 5 cmH_2O，如果有明显的气压伤（如气胸、皮下气肿、胸腔闭式引流管存在气体泄漏），则初始 PEEP 设置为 0 cmH_2O。如果患者肺顺应性很差或合并 ARDS，可以适当增加 PEEP。单侧肺挫伤采取挫伤肺在上的侧卧位可能更有效。

5. 吸入氧浓度　初始氧浓度一般设置为 100%，然后结合血氧饱和度、PEEP、肺功能等情况调整。

三、其他治疗

对于胸部创伤患者应积极治疗原发损伤和并发症，及时清理呼吸道分泌物，加强营养支持，加强对其呼吸肌力的锻炼。

（赵慧颖）

第四章

机械通气监测

第一节　机械通气常用报警指标、设置及处理

各种设备的报警音是 ICU 中的主要"噪音"来源之一，但更是患者的生命守护音。有创呼吸机是患者的基本生命支持设备，正确设置报警、及时准确地处理报警是每个 ICU 医生均需熟练掌握的基本技能。

有创呼吸机报警是呼吸机利用声音或者可见信号告诫医护人员需要知道或注意的异常情况，这些情况可能来源于患者本身、呼吸机、呼吸机管路或气、电源。设置合适的报警限值是保障机械通气安全进行的基础，报警设置范围过宽会导致医护人员麻木不仁，报警范围设置过窄则容易草木皆兵，而简单草率地消除报警，则是典型的掩耳盗铃。

有创呼吸机报警的处理总原则包括：①切勿盲目消除报警或随意调整报警限值；②一旦出现报警，要首先关注患者的通气和血氧饱和度状态；④必要时断开呼吸机，使用简易呼吸器接氧气手动通气；④检查报警设置是否合适；⑤呼吸机可连接模拟肺进行测试，若报警不能消除，请勿继续使用，并及时联系维修。

下面对临床上常见的有创呼吸机各种报警及处理原则进行详细阐述。

一、输入能源报警

输入能源报警即气源故障报警，主要源自两方面的问题，一是氧气／空气接头未连接紧密，二是气源压力过低（气源的正常压力为 $3.0 \sim 5.5\ kg/cmH_2O$）。一旦出现该情况，要即刻检查氧气／空气源接头的连接情况，并断开呼吸机，使用简易呼吸器手动通气，同时检测气源压力情况。

二、气道压力过高报警

气道压力的报警高值设定较实际吸气峰压高 $10\ cmH_2O$ 左右，一般不超过 $35 \sim 40\ cmH_2O$。

气道压力过高报警的原因包括以下 4 方面：患者因素、人工气道因素、呼吸机管路因素和呼吸机因素，下面分别进行详细阐述（图 4-1）。

1. 患者因素

（1）气道阻力增加：最常见的为分泌物阻塞气道，患者出现呼吸窘迫，局部无呼吸音或可闻及哮鸣音。在该情况下要及时吸引气道分泌物，若不能缓解，需尽快行纤维支气管镜检查。另一种常见的引起气道阻力增加的情况为支气管痉挛，听诊可闻及哮鸣音、呼气流速降低。在该情况下要针对病因，给予解痉平喘等治疗。

（2）呼吸系统顺应性降低

1）急性呼吸窘迫综合征：急性呼吸窘迫综合征会导致肺顺应性下降，需要根据病情变化调整合适的呼吸机参数，并积极治疗原发病。

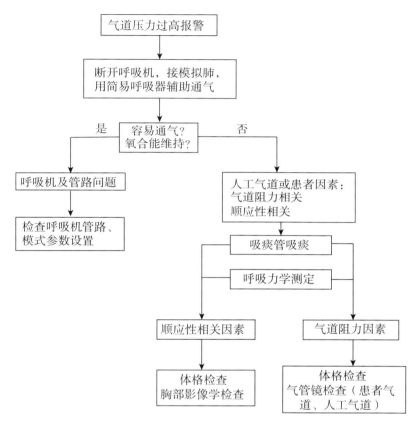

图 4-1 气道压力过高报警的快速识别流程

2）肺水肿、胸腔积液：听诊双肺湿啰音或呼吸音降低。需要根据病情调整恰当的呼吸机参数，并针对病因治疗，对有大量胸腔积液者需要给予引流。

3）气胸：患者突然出现血氧饱和度降低，叩诊呈鼓音，听诊呼吸音消失；需行胸部 B 超或 X 线胸片检查确诊；治疗上以处理原发病为主，置入胸腔闭式引流。

4）腹腔高压：腹腔高压会引起膈肌上抬，使其运动受限，从而引起气道压力增高。该种情况以积极处理原发病为主，辅助根据病情调整最合适的呼吸机参数。

（3）患者烦躁、呛咳及人机对抗：患者气管插管不耐受、气道刺激致呛咳、自主呼吸不协调、呼吸机设置不当等因素均会导致呛咳及人机对抗，继而造成气道压力过高报警。该情况需要给予患者适当镇痛镇静、心理疏导，并调整呼吸机参数等以减少人机对抗。

2．人工气道因素

（1）气管插管阻塞：气道内痰栓、血块堵塞气管插管，导致气道通畅性降低。该情况需要辅助以气道湿化，及时将痰栓或血块吸出。情况严重者，需及时更换气管插管。

（2）气管插管打折或患者咬住气管插管：尤其是带有金属螺纹的气管插管，需尽快整理气管插管并妥善固定。

（3）气管插管过深：气管插管滑入一侧支气管（最常滑入右侧）。听诊另一侧呼吸音降低或无呼吸音。该情况需确认插管深度，并妥善固定气管插管。

（4）气管插管末端贴壁：气道黏膜阻挡插管的部分出口，使得气道不通畅。需调整插管位置，优选纤支镜辅助。调整后妥善固定气管插管。

3．呼吸机管路因素

（1）呼吸机管路扭曲、打折：呼吸机管路是连接呼吸机和患者的重要通路，其扭曲、打折或受压将会严重影响呼吸机的送气或患者的呼气，需及时调整或更换呼吸机管路。

（2）呼吸机管路冷凝水聚集：送至患者肺部的气体需要经过加温加湿，而这种经过加温加湿的气体经过处于室温环境中的呼吸机管路时会形成冷凝水；若不及时清理，冷凝水将会聚集于呼吸机管路，从而影响患者的呼吸。因此，需要及时倾倒冷凝水，将积水杯安装在最低处。

4．呼吸机因素

（1）参数设置不当：潮气量、吸气压力、呼气末正压、压力报警限值等参数设置不当均会导致气道压力过高报警，因此设置参数时要根据患者病情认真操作，出现问题要及时调整。

（2）呼吸机故障：吸气阀／呼气阀、压力传感器故障均会导致气道压力过高报警。这种情况需断开呼吸机，接简易呼吸器手动通气；同时将呼吸机接模拟肺进行检测。必要时更换呼吸机，对故障呼吸机进行彻底检修。

呼吸力学测定有助于寻找压力过高的原因，但前提一定是在保证患者安全的情况下进行。具体方法为在容量控制模式下监测压力波形：① P1，即峰压与平台压的差值，代表克服气道阻力的压力；② P2，即平台压与呼气末正压之间的差值，代表克服肺部弹性阻力的压力，升高说明肺顺应性降低。

三、气道压力过低报警

气道压力过低报警多与漏气有关，主要包括以下 4 方面因素。

1．患者因素

（1）患者吸气力量过强会引起呼气末正压（PEEP）过低报警。该情况需与患者沟通并对其进行安抚，必要时给予患者镇痛镇静，并针对病因进行治疗。

（2）患者出现支气管胸膜瘘或胸腔引流管漏气时都会造成

气道压力过低报警。

2．人工气道因素

（1）气管插管位置过浅或滑出，需认真检查气管插管刻度，必要时进行纤维支气管镜检查以辅助判断，需尽快重新建立气管插管并妥善固定。

（2）气管插管气囊压力不足，需认真检查气囊压力，并在吸痰辅助下将气囊抽空后重新打气，并记录打入的气体量。

3．呼吸机管路因素

（1）呼吸机管路脱开、连接松懈或破损：均会导致漏气，从而造成气道压力过低报警，该情况需及时调整或更换呼吸机管路。

（2）积水杯漏气：这是临床上最常出现且最容易被忽略的呼吸机管路漏气原因，每次清理完积水杯的冷凝水后，都要认真按螺纹安装归位。

4．呼吸机因素

呼吸机因素包括压力传感器异常和呼气阀问题，这些情况需断开呼吸机，使用简易呼吸器手动通气，同时将呼吸机接模拟肺进行检测，必要时更换传感器或呼吸机。

▶ 四、潮气量报警

1．潮气量过高报警

以下原因会导致潮气量过高报警：患者自主呼吸过强，呼吸机参数设置不当及人机对抗。具体处理与上述报警类似，如果患者烦躁、自主呼吸过强，需安抚开导患者，必要时适当镇痛镇静。检查呼吸机参数设置，根据患者病情调节呼吸机模式及参数。

2．潮气量过低报警

潮气量过低报警的原因包括：呼吸机回路漏气，自主呼吸模式下自主呼吸力量太弱，呼吸机模式、参数设置不当及流量传感器故障等。处理原则包括：检查呼吸机回路（气管插管深度、气囊压力、呼吸机管路），根据患者病情及时调整呼吸机模式及参数，校正流量传感器等。

五、呼吸频率报警

1．呼吸频率过快报警 呼吸频率的上限报警值一般设置为25～30次/分。呼吸频率过快报警具体原因包括以下几条。

（1）患者问题：患者病情恶化、焦躁或人机对抗都能造成呼吸频率过快。此种情况要积极治疗原发病，根据患者病情适当镇痛镇静，及时调整合适的呼吸机模式及参数。

（2）参数设置不当：当设置的潮气量过低或支持的压力过低时均会造成患者出现代偿性呼吸频率增快，要及时根据患者病情调整呼吸机参数。

（3）触发灵敏度设置不当或呼吸机管路积水：触发灵敏度设置过低或呼吸机管路积水都会造成频繁的误触发，从而导致呼吸频率过快。需要检查触发灵敏度设置，并及时清理呼吸机管路的冷凝水。

2．呼吸频率过慢报警 呼吸频率的下限报警值一般设置为8次/分。呼吸中枢出现问题（如脑卒中、脑缺氧等）、镇静过深及呼吸机模式设置不当均会导致呼吸频率过慢。处理原则也是积极处理原发病、减少镇痛镇静深度（甚至停止）、根据病情及时调整呼吸机模式及参数。

3.窒息报警 一般设置为 15 ~ 20 s。原因包括：患者自主呼吸消失，呼吸机模式设置不当，机械故障等。出现窒息通气报警后，呼吸机为了保护患者会自动切换至后备通气，切勿忽视后备通气。需要及时调整呼吸机模式及参数，如不能改善，应断开呼吸机，手动通气，并将呼吸机接模拟肺，进行仔细检测。

六、每分通气量报警

每分通气量等于潮气量乘以呼吸频率，成人的正常值一般为 4 ~ 10 L/min。因此，每分通气量过高要检查是否潮气量过高或呼吸频率过快，每分通气量过低要检查是否潮气量过低或呼吸频率过慢，并根据具体情况依据上述具体介绍进行调整。

七、其他报警

1.吸入氧浓度报警 吸入氧浓度过高或过低（检测值与设置值相差超过 5%）。原因包括气源不纯和氧电池失效。处理原则包括检修气源，进行氧电池校正或更换氧电池。

2.容量受限 某些呼吸机在容量控制模式中设有压力限值，要根据病情调整设置。

3.主开关异常 该情况出现于直接从通气状态用主开关关机而未经过待机。工作中需规范呼吸机操作。

4.流速不能满足患者需求 容量控制模式下，设置吸气流速方波，而患者吸气力量较大时就会出现流速不能满足患者需求的情况。该情况需要及时调整吸气流速的设置。

5．程序异常　常见的原因有内置电源空电时间过长。要定期检测呼吸机，定期维护。

八、特殊情况下的报警

1．肺复张　操作前应调高峰压报警限值、PEEP 报警限值，并在操作后恢复报警限值。

2．心肺复苏　应调高峰压报警限值至 60 cmH_2O，关闭触发灵敏度或调至最高，并在心肺复苏结束后恢复报警设置。

（赵慧颖）

第二节　呼吸力学基础和初步应用

真实的人体呼吸力学非常复杂，只能使用相对精确的模型来大致计算和推演，但这已足够临床应用。例如，一般认为呼吸机送气时的气体为层流，但是在气管分叉处是湍流，此时更准确的模型应该遵循 Venturi 定律（$\Delta P = flow^2 \times K\rho l/\pi\tau^2$）而非 Hagen-Poiseuille 定律（$\Delta P = flow \times 8\ \mu l/\pi\tau^4$）。

一、呼吸力学的基本概念和定义

1．呼吸力学方程：气道压力（Paw）＝ 流速（Flow）× 气道阻力（Resistance）＋ $\dfrac{容量（\textit{Volume}）}{顺应性（\textit{Compliance}）}$ ＋ PEEP

2．研究患者呼吸力学时，要求患者无自主呼吸，并采用容量控制通气模式进行测量，容量控制通气下的压力 – 时间（P-T）流速曲线见图 4-2。

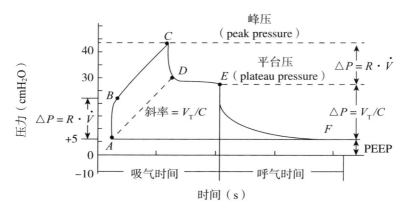

图 4-2　容量控制通气下的压力 - 时间（P-T）流速曲线

由图 4-2 可定义气道压力如下：

1）A～B 点反映了吸气开始时所克服的系统内所有阻力。

2）C 点反映了峰值压力（简称峰压，PIP、Ppeak），为呼吸机送气过程中的最高压力，是气体流量打开肺泡时的压力，在 C 点时呼吸机完成输送的潮气量。容量控制通气时，气道峰值压力水平取决于肺顺应性、气道阻力、潮气量、峰值流速和气流模式；压力控制通气时，气道峰值压力水平与预设压力水平接近。

3）C～D 点的压差由自身气道及人工气道内径所决定，内径越小，压差越大。

4）D～E 点即平台压（Pplat），为吸气末屏气（吸气和呼气阀关闭，气流为零）时的气道压力，与肺泡峰值压力较为接近。压力控制通气时，如吸气末期气流流速为零，则预设压力即为平台压力，一般情况下不大于 30 cmH$_2$O。

5）E 点是呼气开始，呼气结束气道压力恢复到基线压力的水平。

3．平均气道压（Pmean）为数个周期中气道压的平均值，与影响 PIP 的因素及吸气时间长短有关，近似于平均肺泡压。其大小与对心血管系统的影响直接相关。

P$_{mean}$ =（PIP – PEEP）× T$_i$/T$_{total}$ + PEEP（T$_i$ 为吸气时长，T$_{total}$ 为呼吸的总时长）。

4．驱动压（driving press，DP）：一般指气道驱动压，需要在患者完全放松无自主呼吸时测量。DP = Pplat – PEEP。

5．跨肺压和跨肺驱动压

（1）跨肺压（Ptp）：肺泡内压与胸膜内压或者肺间质压之差。是肺扩张或回缩的压力，与肺顺应性有关。跨肺压 = 肺泡内压（Palv）– 胸腔内压（Pple）。吸气末时，因 Palv ≈ Pple ≈ Pplat（平台压），跨肺压为 0。

（2）跨肺驱动压（DPtp）：有时候容易把跨肺压和跨肺驱动压混淆，因临床上的实测跨肺压目前尚较少，大多数情况下并不太影响临床上的理解和应用，但严格讨论时请注意二者的细微差别。

DPtp= 吸气末跨肺压 – 呼气末跨肺压

Pple ≈ 食管压（Pes）

6．内源性呼气末正压

在肺的弹性回缩下呼气末肺泡内呈正压，该压力称为内源性呼气末正压（PEEPi）。只要呼气时间小于肺排空的实际时间就会产生 PEEPi，PEEPi 的存在说明存在动态肺过度充气（DPH）。

7．最大吸气压

最大吸气压（maximum inspiratory pressure，MIP）是指在残气位或功能残气位气道阻断时用最大力量吸气所产生的口腔压。对 MIP 的测量要求患者在自主呼吸状态下，在呼气末容积位阻塞气道开口处 20～25 s 或 10 次用力后获得，为压力曲线上的负向最大值。

（1）正常值：①成年人：-100～-70 cmH$_2$O；②儿童：-100～-20 cmH$_2$O；脱机标准 <-20 cmH$_2$O。

（2）意义：反映患者吸气肌肉力量的参数，可作为脱机以及评价神经肌肉疾病进展情况的标准。但在有脊柱后侧突、高龄、COPD 以及神经肌肉疾病的患者中，其绝对值会降低。

8．0.1 秒口腔闭合压（P0.1）：指在功能残气位关闭气道并测定吸气启动 0.1 s 时的气道压力值。

（1）正常值：①成年人：-1～-4 cmH$_2$O；②儿童：-0.4～-5 cmH$_2$O。

（2）意义：超过 -5 cmH$_2$O 意味着呼吸驱动过高，可能会增加呼吸功并导致呼吸肌疲劳。

9．顺应性（compliance）：即单位压力下所能改变的潮气量。$C = \Delta V/\Delta P$，顺应性的测定应在患者没有自主呼吸时进行，否则会因为忽略掉自主呼吸造成测定压力和实际跨肺压区别较大而出现较大误差。动态顺应性 Crs（dyn）=Vt/（Ppeak － PEEP）；静态顺应性 Crs（st）= Vt/（Pplat － PEEP）。

（1）正常值：成人 70 ～ 100 ml/cmH$_2$O。

（2）意义：反应肺和胸壁的弹性，临床上可以以顺应性为目标指导机械通气的设置。

二、呼吸机的基本波形

现代呼吸机任何模式下都可见三条基本波形：压力 - 时间、流速 - 时间、容量 - 时间。三条曲线即刻反应患者的每一口呼吸的实时监测，通过对这三条曲线的解读，有利于理解呼吸机的基本模式、原理和人 - 机状态。

1．压力 - 时间曲线（图 4-3）可直观地反映压力变化，有利于理解呼吸机的模式和压力状态。

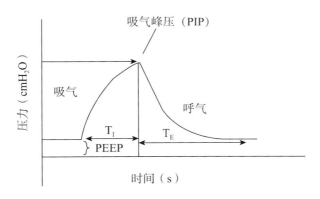

图 4-3　压力 - 时间曲线

T_I 为吸气时间，T_E 为呼气时间，PEEP 为呼气末正压

2．流速 - 时间曲线（图 4-4）是呼吸机的核心，可实时反映患者的吸气或呼气流速。正常人的呼吸波形为正弦波，峰流速一般不超过 20 L/min。新型的呼吸机智能模式（如 ASV 模式等）可以实现接近生理正弦波流速的送气，可以减少人机对抗。不同的呼吸机模式存在多种流速 - 时间曲线。

3．容量 - 时间曲线（图 4-5）可直观地反映管路中每一次吸入及呼出的气体变化。

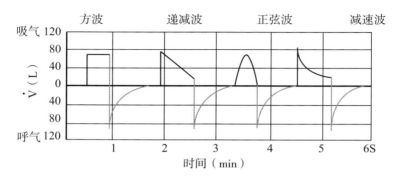

图 4-4　流速 - 时间曲线

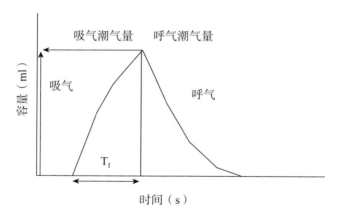

图 4-5　容量 - 时间曲线

三、呼吸机的压力容量环和流速容量环

压力容量环和流速容量环是呼吸机实时状态的另外的监测方式。

1. 压力容量环（P-V 环）（图 4-6）

呼吸机实时监测下的 P-V 环为动态 P-V 环，误差较大。准确测量需要使用超过 30 s 的缓慢渐进吸气过程来得到静态 P-V 环，但往往不合适大多数临床患者。故可以考虑使用低的恒速（< 10 L/min）送气，并用已知的气道阻力校正以得到近似的"准静态" P-V 环。

如果能够通过持续增加压力（3 cmH$_2$O/s）或者较低的恒定流速来找到图 4-6 中最佳线性顺应性，也可以直接设定 PEEP 到 A 点处。应该在设定最佳 PEEP 之前进行肺复张操作。

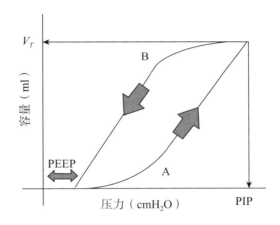

图 4-6 压力 - 容量环曲线

本图有两个拐点，拐点 A 位于吸气相而拐点 B 位于呼气相。拐点 A 称为吸气曲线的低位拐点（LIP），拐点 B 为呼气曲线的高位拐点（最大曲率点 PMC），有时候可以看到呼气曲线出现低位拐点

2．流速容量环（F-V 环）

（1）流速容量环（F-V 环）（图 4-7）

（2）气体陷闭

气体陷闭通常伴随内源性 PEEP，主要原因为：动态过度膨胀或者不稳定的气道结构在呼气早期塌陷。如果呼吸机频率

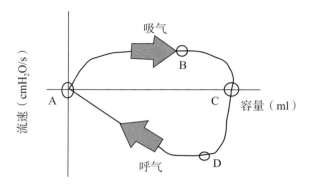

图 4-7 流速 - 容量环曲线

A 点：吸气开始；B 点：吸气峰流速，伴容积增大；C 点：呼气开始；D 点：呼气
峰流速；A 点：呼气结束，下一次吸气开始；A ~ C：潮气量

不能提供足够的呼气时间，在下一次吸气开始前，肺不能完全
呼出气体，则会产生动态过度膨胀，在 F-V 环曲线上表现为呼
气流速不能归零（图 4-8）。

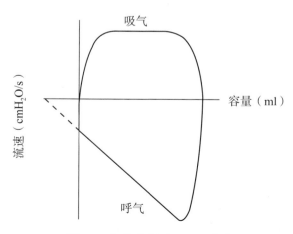

图 4-8 气体陷闭时 F-V 环曲线

（3）漏气

漏气时，主要是呼气潮气量低于吸气潮气量，在 F-V 环曲线上表现为呼气潮气量不能归零（图 4-9）。

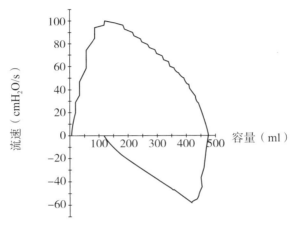

图 4-9　漏气时 F-V 环曲线

（张　柳）

第三节　肺可复张性评估

肺复张（RM）是急性呼吸窘迫综合征（ARDS）的一项重要治疗策略，其目的在于打开陷闭的肺泡，防止肺泡在呼气末再次塌陷，从而改善通气 / 血流比值，进而改善患者血氧饱和度。ARDS 患者的病因、病变范围、严重程度存在很大的差异，不同患者对肺复张的反应也不同。对于肺可复张性低的患者，肺复张不仅不能打开其陷闭的肺泡，还会导致其正常通气区域的肺泡过度膨胀，造成更严重的肺损伤。因此，在进行肺复张前，应对患者进行肺可复张性评估，对可复张性高的患者进行肺复张，以打开其陷闭的肺泡，改善血氧饱和度；而对可复张性低的患者应避免进行肺复张，以免造成肺损伤。

评估肺可复张性的方法有两类：①影像学方法，通过对比肺复张前后肺通气容量的变化来进行评估，主要包括胸部CT法、肺部超声法、电阻抗断层成像（EIT）技术；②通过肺复张对呼吸功能（血氧饱和度和呼吸力学指标）的改变进行评估，主要包括血氧饱和度法、P-V环曲线法、肺牵张指数（stress index）法、R/I ratio法等。

一、胸部 CT 法

胸部CT可以对ARDS患者肺中的气体量进行准确的评估。根据CT值，可将肺的通气状态分为正常通气、过度通气、通气不良以及不通气4类。根据像素的大小以及CT层面的厚度，通过软件即可对目标区域的肺容积进行准确计算。应用高PEEP后，计算肺CT每个层面中通气不良以及不通气区域肺组织减少的体积，即可对肺可复张性进行评估。同时，CT法还可以评估高PEEP造成的正常肺组织的过度膨胀情况。CT法通常被认为是评估肺可复张性的金标准，但这种方法需要将患者转运至ICU外，并会使患者遭受更多剂量的辐射，还需应用特殊的软件，这使其临床应用受到了很大的限制。

二、肺部超声法

ARDS患者肺通气的各种状态均可以通过肺部超声明确。

使用肺部超声分析肺的通气状态时，可将整个胸壁划分为 12 个区域：以腋前线与腋后线作为解剖标志将胸壁分为前壁、侧壁及后壁 3 个区域，每个区域再分为上、下 2 个部分，全肺共 12 个分区。根据肺通气的 4 种状态分别对每个目标区域进行评分，将得到的分数相加，从而可以得出总的肺通气评分。在不同 PEEP 水平测量肺部各个区域超声影像的改变，并根据其肺部超声得分的改变判断肺部的可复张性。肺部超声法的优点为床旁实施、可重复性强、无创、无辐射，但对于存在皮下气肿以及胸部敷料的患者，其检查会受到明显的限制，而且也无法判断是否存在因 PEEP 过高而引起的肺过度膨胀的情况。

三、电阻抗断层成像技术

电阻抗断层成像（electrical impedance tomography，EIT）技术是一种新型医学功能成像技术，它的原理是：在人体表面电极上施加微弱的电流，并测得其他电极上的电压值，根据电压与电流之间的关系重构人体内部电阻抗值。EIT 是一种无创、无辐射的实时影像技术，可提供类似于胸部 CT 的横断面肺通气影像。因此，EIT 能监测肺部通气情况以及应用高 PEEP 后肺部通气的改变情况，从而评估肺可复张性。EIT 的优点在于：可以将肺复张对于每个区域的改变进行量化，可以在床旁进行，无创、无辐射，可实时监测。但该技术的成像局限于一个横截面，分辨率较低，临床应用经验相对较少。

四、血氧饱和度法

临床上，常通过肺复张或加用高 PEEP 前后患者的血氧饱和度或力学指标的变化来评估患者对肺复张的反应。肺复张后，患者的血氧饱和度指数 $\geq$ 400 mmHg，或在吸入氧浓度 100% 的情况下 $PaO_2+PaCO_2 \geq$ 400 mmHg，通常可以认为肺部已达到复张状态，肺部塌陷面积小于 5%。有研究表明，当 PEEP 由 5 cmH_2O 上升到 15 cmH_2O 时，患者若出现 PaO_2/FiO_2 升高，$PaCO_2$ 下降，呼吸系统顺应性增加三项中至少两项，即可判断患者肺可复张性高。将该标准与金标准 CT 法比较后，该标准的敏感性为 71%，特异性为 59%。该方法利用临床指标进行评估，无需额外的设备，临床实施较为容易，但该方法需要反复抽取动脉血行血气分析，无法对复张容量进行定量分析，敏感性和特异性欠佳。

五、P-V 环曲线法

P-V 环曲线是以气道压力为横轴，潮气量为纵轴，将患者的通气情况实时绘制生成的曲线。在不同 PEEP 水平下绘制患者通气的 P-V 环曲线时，若使用高 PEEP 后，P-V 环曲线上移，说明在一定压力下，肺容量增加，肺泡得到复张。增加的肺容量越大，肺的可复张性越高。P-V 环曲线法所测得的可复张的肺容积与金标准 CT 法测得的结果有较好的相关性，且可在床旁实施，重复性高。但该方法需要特殊的呼吸机软件，不能提供肺过度膨胀的情况，需要患者无自主呼吸，因此限制了其临床应用。

六、肺牵张指数法

$$Paw = a \times t^b + c$$

在恒定流速通气过程中，肺内的压力随着时间改变的情况可以用公式表示，其中的 b 就是肺牵张指数（stress index）。当存在可复张肺泡时，在通气过程中，肺的顺应性逐渐改善，曲线呈现凸面，b < 1；当肺泡出现过度膨胀时，在通气过程中，肺的顺应性逐渐恶化，曲线呈现凹面，b > 1；若肺顺应性没有变化，则曲线为直线，b=1。因此，b 值可以反映出当下肺的可复张性，b 值越小，可复张性越强。但该方法需要特殊的呼吸机软件，且无法定量分析复张容积，临床应用经验较少。

七、R/I ratio 法

R/I ratio 是近期提出的评估肺可复张性的一项指标。其定义为肺可复张区域的顺应性与基础肺顺应性的比值，见图 4-10。该方法利用一次较长时间的呼气，测量当 PEEP 由高到低时的呼出潮气量（$V_{TeH \to L}$），从而计算不同 PEEP 水平下的肺容积差值。具体测量分为以下几步，先确定有无气道陷闭存在，还需确定气道开放压（AOP）、$PEEP_L$ 和 $PEEP_H$（通常需相差 10 cmH_2O），测量高 PEEP 通气时的潮气量（V_{TeH}），PEEP由高到低时的潮气量（$V_{TeH \to L}$）以及低 PEEP 通气时的潮气量（V_{Ti}）和（P_{platL}）。通过公式，即可计算。R/I Ratio $\geqslant 0.5$ 提示肺可复张性高。该方法在床旁即可实施，无需特殊的设备与软件，但临床应用经验较少，其敏感性及特异性还需进一步验证。

$$\frac{R}{I}ratio = \frac{C_{rec}}{\text{低}PEEP\text{水平时或}AOP\text{水平时的 Crs}}$$

$$\frac{R}{I}ratio = \frac{V_{TeH \to L} - V_{TeH}}{V_{Ti}} \times \frac{P_{plat_L} - PEEP_L}{PEEP_H - PEEP_L} - 1$$

图 4-10　R/I ratio 的定义及计算公式

Crec，肺可复张区域的顺应性；Crs，呼吸系统顺应性；AOP，气道开放压

（张　柳）

第五章

呼吸机撤机模拟培训

第一节 呼吸机撤机的评估

所谓撤机过程（也称脱机）是指逐渐降低机械通气水平，最终脱离呼吸机的过程。当需要呼吸机支持的病因被去除，患者恢复自主呼吸能力时，及时撤离呼吸机对于患者恢复和减少并发症是十分重要的。延迟撤机将增加医疗费用和机械通气并发症的发生率；过早撤机又可导致撤机失败，增加再插管率和病死率。

⚪ 一、撤机的相关定义

1．撤机（脱机） 指逐步撤离呼吸机及拔除气管插管的整个过程。

2．脱机失败 指未能通过自主呼吸试验（spontaneous breathing trial，SBT）或者拔除气管插管后 48 小时内再行有创通气或拔管 48 h 内死亡。

3．简单撤机（simple weaning） 指一次通过 SBT，并成功拔管。

4．困难撤机（difficult weaning） 指首次 SBT 失败，但在 7 天内完成脱机，且 SBT 不超过 3 次。

5．延迟撤机（prolonged weaning） 指 SBT 失败 3 次以上，或首次 SBT 失败且 7 天仍未能脱机。

二、撤机时机的评估

所有机械通气的患者都应尽早考虑脱机，医务人员缺乏主动脱机的意识是导致脱机延迟的重要因素。有数据显示，每日常规进行撤机评估能够减少机械通气时间而不增加二次插管的概率。因此，对于所有机械通气的患者，每日应常规筛查撤机的可能性，对于满足条件的患者应尽早进入撤机流程（图5-1）。

主要的评估内容包括：①导致机械通气的病因好转或去除；② $PaO_2/FiO_2 > 150 \sim 300$ mmHg，$PEEP \leqslant 5 \sim 8$ cmH$_2$O，$FiO_2 \leqslant 40\% \sim 50\%$，动脉血 pH $\geqslant 7.25$；COPD 患者动脉血 pH > 7.30，$FiO_2 < 35\%$，$PaO_2 > 50$ mmHg；③血流动力学稳定，无心肌缺血动态变化，临床上无显著的低血压，无或少量血管活性药物（如多巴胺或多巴酚丁胺）每分钟 $< 5 \sim 10$ μg/(kg·min)；④有自主呼吸的能力。如果通过，则可继续进行 3 分钟试验及自主呼吸试验（spontaneous breathing trial，SBT）。3 分钟试验即 3 分钟 SBT，能初步判断患者自主呼吸能力，但持续时间短，准确性不高，仅用于 SBT 前筛查。通过者可继续进行 30 ~ 120 min 的 SBT，目前认为该方法是临床上判断患者自主呼吸功能的有效方法。

SBT 的实施可采用以下三种方式：① T 管法：直接断开呼吸机，并通过 T 管吸氧；②低水平 CPAP 法：将呼吸机调整至CPAP 模式，压力一般设为 5 cmH$_2$O；③低水平 PSV 法：将呼吸机调整至 PSV 模式，支持压力一般设为 5 ~ 8 cmH$_2$O。上述三种方法进行 SBT 的效果基本一致，临床医师可结合患者具体情况选用 SBT 的方式。

自主呼吸试验的
呼吸机设置

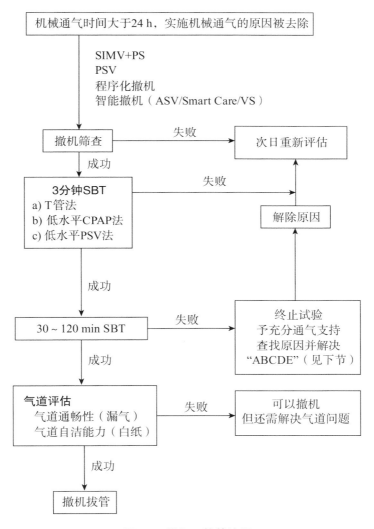

图 5-1　撤机、拔管流程

在整个评估过程中，应在患者床旁密切监测患者的生命体征，当患者出现下列指标时应立即中止 SBT，并改为较高支持的机械通气模式，让患者得到充分休息，次日重新评估：①主诉及症状：呼吸困难，兴奋、焦虑，大汗，面色苍白，辅助呼吸肌参与；②客观指标：$PaO_2 \leq 50 \sim 60$ mmHg，$SpO_2 < 90\%$，$FiO_2 \geq 50\%$；$PaCO_2 > 50$ mmHg 或变化 > 8 mmHg；pH < 7.32 或变化 > 0.07；呼吸浅快指数（RSBI）> 105（次·分）/升，RR > 35 次 / 分或 RR < 8 次 / 分或变化 $> 50\%$；HR > 140 次 / 分或变化 $> 20\%$ 或新发心律失常；SBP > 180 mmHg 或变化 $> 20\%$。

三、拔管时机的评估

通过了自主呼吸试验并不意味着患者能够顺利拔管，$2\% \sim 30\%$ 的患者在拔管后出现呼吸窘迫，约 1/6 的患者因拔管后发生上气道梗阻而导致拔管失败。因此，拔管前对上气道进行充分评估十分重要，主要评估内容包括：①气道通畅性评估：漏气试验，即在机械通气时在确保管路密闭的情况下，采用容量控制通气，充分吸除口腔分泌物后，彻底抽空气管插管气囊，观察至少 3 个呼吸周期的吸气与呼气潮气量的差值（即漏气量），以评估上气道的开放程度。如果平均漏气量小于 110 ml 或小于吸入潮气量的 15%，为漏气试验阳性，提示在拔管后出现上呼吸道梗阻的可能性较大。但需注意，评估时还应结合插管的位置、直径等因素，即使结果为阴性也并不能除外拔管后发生上呼吸道梗阻的风险；②气道自洁能力评估：包括有无过多的分泌物和需要吸痰的频率（吸痰频率应 > 2 小时 / 次或更长），以及用白纸试验评估咳嗽力度，即撤离呼吸机，将一张白色卡片放置于距气管插管口 1～2 cm 处，嘱患者用力咳嗽，咳嗽 3～4 次仍不能将分泌物咳至卡片上的患者拔管失败率增加 2 倍。如果患者通过自主呼吸试验，但气道保护能力差，咳嗽反射不能足够清除气道内的分泌物，可脱离呼吸机，但不能拔除人工气道，可考虑实行气管切开。

如果患者气囊漏气量较低，可在拔管前 24 h 使用类固醇和（或）肾上腺素预防拔管后喘鸣。一旦患者出现拔管后喘鸣或上呼吸道梗阻，可使用类固醇和（或）肾上腺素，进行无创通气和（或）氦氧混合气治疗。

第二节 呼吸机撤机失败的识别及处理

困难撤机与延迟撤机占机械通气患者的 20%～30%，临床上撤机失败常是多种因素共同作用的结果。对于机械通气大于 24 h 或尝试撤机失败的患者，应寻找所有可能的原因，尤其是一些潜在的、可逆的原因，以尽早纠正，缩短机械通气时间，提高撤机成功率。

为了方便记忆，把临床常见的撤机困难的原因按照"ABCDE"来分类。

一、A（airway/lung）——气道和肺

A 类撤机困难主要指气道阻力增加和呼吸系统顺应性下降（表 5-1）及气体交换障碍。

表5-1　呼吸力学异常常见原因

气道阻力增加	
人工气道	人工气道管径过小、人工气道位移、痰栓、管路打折等
主气道	痰栓、异物、气管软化或狭窄等
小气道	哮喘、ARDS、COPD 等
呼吸系统顺应性下降	
胸廓	胸腔或腹腔积液、气胸、肥胖、畸形等
肺	PEEPi、肺水肿、肺泡出血、肺不张或实变、肺间质病等

　　临床常见的撤机失败原因包括：①神经系统因素：代谢性或药物性因素导致呼吸中枢和（或）外周神经功能失常；②呼吸系统因素：呼吸肌方面包括废用性肌萎缩、严重的神经性肌病或药物导致的肌病等；呼吸负荷增加；③代谢因素：营养、电解质和激素都是影响呼吸肌功能的代谢因素；④心血管因素：对于心功能储备较差的患者，降低通气支持可诱发心肌缺血或心力衰竭；⑤心理因素：恐惧和焦虑。

二、B（brain）——脑

　　谵妄可使患者拔管失败的风险增加4倍，是最常见的中枢神经系统异常。其他因素包括焦虑、抑郁和睡眠障碍等。导致 ICU 患者发生谵妄的危险因素包括：基础认知功能障碍疾病、睡眠紊乱、卧床及约束、视力异常、听力异常、脱水及药物（如咪达唑仑）等因素。治疗期间可针对上述危险因素积极干预，如每日唤醒、改善睡眠环境、鼓励床上活动、减少约束、为患者佩戴眼镜或者助听器等措施，这些均能够有效预防谵妄的发生。

三、C（cardiac）——心脏

脱机过程会使左心室前负荷与后负荷均增加，而脱离呼吸机支持后患者呼吸做功增加会导致氧耗增加，SvO_2 下降，机体对心输出量的要求增加。对于有基础心脏疾病的患者，增加的前负荷会导致心室顺应性下降，肺动脉嵌顿压迅速增加，从而诱发急性肺水肿。呼吸负荷增加同时，心肌耗氧的增加会加剧心肌缺血风险，对于合并冠心病的患者易引发急性冠脉综合征。因此，脱机前后进行动态心电图、心肌酶、脑钠肽（BNP）和超声心动检查有助于发现心功能不全并判断脱机过程中心功能的变化。研究显示，有单纯舒张功能不全的患者也是脱机失败的高危人群。对于有明确心功能不全的患者，除可以通过利尿降低前负荷外，还可以适当降低后负荷，或者在循环稳定的前提下加用 β- 受体阻滞剂降低心肌耗氧。

四、D（diaphragm）——膈肌

机械通气会引起膈肌萎缩，长期机械通气的患者的呼吸肌力量可降至正常人的 1/3，而撤机的过程是患者呼吸负荷急性增加的过程。对于重症患者，重症相关无力（ICUAW）十分常见，其中膈肌是最容易受损的呼吸肌，因此对于脱机困难患者，评估膈肌功能十分必要，目前常用的指标为最大吸气压（MIP）、超声评估的膈肌位移及膈肌厚度的变化。为预防或恢复膈肌功能，可每日进行膈肌锻炼，包括肌力及耐力锻炼。目

前虽然对具体的锻炼方法和强度尚无定论，但较一致的看法是膈肌耐力的训练比单次收缩力量训练在撤机中更为有意义。

五、E（endocrine）——内分泌

最常见的内分泌因素是肾上腺皮质功能不全，其次为甲状腺功能减退。前者引起撤机困难的原因不明，后者对呼吸中枢驱动和呼吸肌力量都可能有影响。此外，营养不良也是导致撤机困难的常见原因，可通过患者体重指数，血白蛋白水平等进行评估。重度低磷血症和低镁血症会影响骨骼肌功能，但这两种电解质紊乱对撤机的影响尚不确定。其他常见影响撤机的代谢性紊乱包括代谢性酸中毒和发热等。

模拟病例实践

患者女性，54 岁，因骨盆肿瘤行骨盆肿瘤切除和人工假体重建术，既往 6 年前因子宫平滑肌肉瘤行子宫双附件切除，术后化疗，4 年前查出双肺转移，后行化疗控制。否认高血压、糖尿病。手术时间 9 小时，失血 4000 ml，尿 1000 ml。入量 11 840 ml，其中晶体液 3500 ml，万汶（羟乙基淀粉 130/0.4 氯化钠注射液）3000 ml，血浆 2000 ml，压积红细胞 2340 ml。术毕返回监护室，给予机械通气，容量控制模式，氧浓度 60%，Vt 500 ml。

1. 第二日晨探望患者：HR 115 次 / 分，BP 103/50 mmHg，RR 25 次 / 分，T 37.3℃。血气分析示：pH 7.474，PO_2 249.1 mmHg，PCO_2 27.3 mmHg，HCO_3^- 20.2 mmol/L。能否撤机？如何考虑？

2. 经过 4 天的治疗，现患者神志清楚，能遵医嘱活动，

HR 86 次 / 分，BP 128/75 mmHg，RR 16 次 / 分，T 36.9℃。在 FiO_2 40% 的条件下行血气分析示：pH 7.443，PO_2 114.8 mmHg，PCO_2 37.6 mmHg，HCO_3^- 25.3 mmol/L。能否撤机？如何做 SBT？

3．SBT 过程中需观察的指标有哪些？什么时候需终止？

解析

1．导致机械通气好转的病因被去除，血气分析满足条件，有自主呼吸能力，但血流动力学尚未稳定，不能撤机。

2．能撤机：正确完成 SBT，设置呼吸机模式为 PSV，FiO_2 40%，PEEP 5 cmH_2O，PS 5～8 cmH_2O，SBT 时间为 30～120 min。

3．SBT 过程中需要观察的中止指标为：呼吸困难，烦躁，焦虑，大汗，面色苍白，辅助呼吸肌参与（三凹征）。SBT 过程中需要观察的客观中止指标为：PaO_2 ≤ 50～60 mmHg，SpO_2 < 90%，FiO_2 ≥ 50%；$PaCO_2$ > 50 mmHg 或变化 > 8 mmHg；pH < 7.32 或变化 > 0.07；RSBI > 105（次·分）/ 升，RR > 35 次 / 分或变化 > 50%；HR > 140 次 / 分或变化 > 20% 或新发心律失常；SBP > 180 mmHg 或变化 > 20%。

（杜安琪）

第三节　有创无创序贯通气策略

有创正压通气（invasive positive-pressure ventilation，IPPV）与无创正压通气（noninvasive positive-pressure ventilation，NPPV）均能降低呼吸功并改善气体交换，它们的主要区别在于是否建

立人工气道。目前 NPPV 技术已用于对急性呼吸衰竭的治疗，对于有一定自主呼吸能力和气道保护能力的患者，需要正压通气支持，可考虑采用 NPPV 代替 IPPV，而对于需建立人工气道或常规氧疗无法缓解的患者，宜采用 IPPV。

（一）辅助自主呼吸功能不足的患者撤机

当患者具备一定的气道保护能力但自主呼吸能力不足时，传统的做法是继续行呼吸机支持直到其自主呼吸能力完全恢复。但行 IPPV 时膈肌活动度降低会造成膈肌损害、萎缩、肌力下降，造成呼吸机依赖，尤其是使用完全控制通气模式时。研究表明，在病情得到控制后，接受 IPPV 的急性呼吸衰竭患者中有 30% 左右需要逐步撤机，无法耐受突然撤机；尤其是 AECOPD 患者需要逐步撤机的比例高达 35%～70%。而长期人工气道可造成细菌沿气管 - 支气管树移行、气囊上滞留物下流，加上吸痰等气道操作污染、呼吸机管路污染等，会导致呼吸机相关性肺炎（ventilator-associated pneumonia，VAP），延长呼吸机上机时间、增加撤机困难、增加 ICU 病死率。因此，患者气道保护能力一旦改善，应尽可能拔除人工气道，这样除了可以避免与人工气道相关的各种并发症，还可以减少与机械通气相关的肺感染发生率，从而较快撤机、减少 ICU 的住院时间。特别是对于那些容易发生呼吸机依赖和 VAP 的高危患者，拔管后序贯 NPPV 可以改善通气，减少呼吸肌做功。但这一做法仍存在一定风险，需结合每一位患者的实际情况仔细评估是否行拔管后序贯 NPPV。一般来说，NPPV 适用于辅助以下情况的有创呼吸机撤离。

1．COPD 患者

较多研究表明，AECOPD、心源性肺水肿、肺炎等患者均能通过应用 NPPV 成功救治。AECOPD 最常见的原因是支气管 - 肺部感染，建立有创人工气道有效引流痰液并合理使用抗生素后，感染往往在 IPPV 第 5～7 天得到控制，这一肺部感染得到控制的阶段称为肺部感染控制窗（pulmonary infection control window，PIC）。对于 COPD 患者而言，对 IPPV 转换至 NPPV 的时间点把握至关重要，以肺部感染控制窗作为 NPPV 辅助撤机的切换点较为合适。而 PIC 的判断标准为：①支气管 - 肺部感染影较前明显吸收，无明显融合斑片影；②痰量明显减少、痰色转白或变浅、黏度降低并在 Ⅱ 度以下；③同时至少伴有下述指征中的 1 项：外周血白细胞计数低于 10 000 个 /mm^3 或较前下降 2000 个 /mm^3，体温较前下降并低于 38℃。

如果患者出现 PIC 且不及时拔管，有可能并发 VAP。出现 PIC 时患者的核心问题由痰液引流变为呼吸肌疲劳，需要较高水平的通气支持。出现 PIC 后可进行 SBT，如 SBT 成功，可序贯 NPPV，模式为 S/T，压力参数不能低于 SBT 时的压力，推荐的潮气量设置为 6～8 ml/kg，设置较低的呼吸频率（10～15 次 / 分）以延长呼气时间，减少内源性 PEEP，氧浓度一般低于 50%，以目标血氧饱和度大于 90% 为宜。

2．心功能不全患者

正压通气对正常心脏的影响是使每搏输出量减少，心输出量减少；对心力衰竭的心脏的影响是通过舒张期心室间相互作用（高心包压条件下一个心室对另一个心室顺应性的影响）产生正性肌力效应，降低左心室跨壁压，降低心脏后负荷，增加每搏输出量和心输出量，同时降低心脏前负荷。正压通气增加肺泡内压，减轻肺泡渗出、肺间质水肿，改善换气功能，改善血氧饱和度；减轻肺泡性肺不张，使肺泡塌陷区复张，改善V/Q，改善肺的顺应性；减少呼吸做功，改善通气。患者神志、自主呼吸恢复，可进行 SBT，如果 SBT 成功，可直接行序贯NPPV，模式为 S/T 或 CPAP，设置压力为不低于行 SBT 时的压力。

3. 免疫功能缺陷患者

免疫抑制患者发生急性呼吸衰竭时的治疗十分困难，尤其是血液病或者器官移植后的患者，该类患者在需要建立人工气道和机械通气时，容易发生相关并发症，增加病死率。当免疫抑制患者应用 IPPV 后，如何进一步缩短 IPPV 时间将有助于改善患者预后。有学者提出可应用 NPPV 辅助早期拔管，但目前尚无随机对照试验（RCT）证实。若引起急性呼吸衰竭的原发病基本得以纠正或病情得到改善，通气支持条件开始下调，可考虑采用 NPPV 辅助撤机，以减少患者不必要的痛苦和风险。

4. 接受气管切开的长期机械通气患者

按照目前国际统一标准，长期机械通气是指患者每天机械通气时间不低于 6 小时并持续 21 天或以上，这些患者拔管后序贯 NPPV 能减少 IPPV 相关并发症，缩短 ICU 的住院时间，降低病死率。呼吸机依赖的患者一般已行气管切开，进行 NPPV可能造成经气管切开伤口处漏气、通气有效性降低，也有发生皮下气肿等的风险。但 Quinnell 等的研究发现，将呼吸机依赖的患者的气管切开套管堵塞后，经口鼻面罩行 NPPV 辅助通气，必要时打开气管切开套管吸痰，保持气道通畅，结果有一半人成功脱离了 IPPV，提高了生存率，缩短了住院时间；但因为漏气的存在，有效通气较难保证，需给予较高的吸气压（平均为 28 cmH$_2$O）。

（二）辅助自主呼吸能力足够但再次插管风险高的患者撤机

当患者自主呼吸能力恢复到足以耐受自主呼吸需求时，即自主呼吸试验成功后，若已具备气道自洁能力，传统的做法是拔管撤机，行普通氧疗。这类患者在撤离 IPPV 后 48 h 内再插管率为 5%～25%，部分患者高达 50%。对于那些拔管后再插管风险高的患者，应用 NPPV 是有意义的，可降低再插管率和病死率。此外，研究发现，患者合并高碳酸血症、充血性心力衰竭、气道分泌物较多且咳嗽无力、多次撤机失败中的一个以上合并症，以及存在上气道阻塞是再插管的高危因素。同时，高龄、肥胖、COPD、插管时发生过心力衰竭、撤机前液体负荷正平衡等是拔管后发生呼吸衰竭的高危因素。NPPV 应用的时机至关重要，如果在撤机后再次出现呼吸衰竭时才应用 NPPV，其失败率和患者病死率将增高。因此，在拔管后应立即应用 NPPV，而非等到呼吸衰竭明显加重时才予 NPPV 干预。

成功实施 NPPV 辅助 IPPV 撤机的关键在于适应证的选择、时机的把握以及操作是否规范。当考虑采用 NPPV 辅助 IPPV 撤机时，患者首先需符合 NPPV 的适应证并排除禁忌证。NPPV 虽可作为辅助撤机的方法，但其支持效果有限，对于基础肺功能很差需较高呼吸支持条件的患者需慎重考虑，尤其当需要长期使用 NPPV 时，要结合所在单位应用 NPPV 的条件和能力分析，规范地操作 NPPV 并行呼吸监测（如漏气量、呼吸频率、潮气量等），保证患者从中获得最佳呼吸支持，从而成功实施 NPPV 辅助撤机。

（杨曙光）

第六章

机械通气进阶培训

第一节 呼吸机的特殊功能简介

一、特殊参数测量

（一）0.1秒口腔闭合压

0.1秒口腔闭合压常称为气道阻断压（airway occlusion pressure），用 $P0.1$ 表示，即在气道阻断后，从吸气开始到 0.1 s 气道压力下降的绝对值，是用于评估呼吸中枢驱动能力最常用的指标。吸气运动受大脑皮层意识活动和脑干呼吸中枢兴奋性驱动的双相控制，意识对气道压力调节的反应时间至少需要 0.15 s，故 $P0.1$ 客观地反映了脑干呼吸中枢的兴奋程度。

测量时，按压相应测量键。呼吸机在呼气相后，吸气阀处在关闭状态。患者的吸气努力会造成气道压力的下降，当压力降低 $0.5\ cmH_2O$ 后开始计时，0.1 秒后的压力即为 $P0.1$，见图 6-1。

临床应用：$P0.1$ 的正常范围为 $2\sim4\ cmH_2O$。$P0.1$ 过高（$> 6\ cmH_2O$）提示呼吸运动处于高负荷状态，为维持足够的肺泡通气量，脑干呼吸中枢的兴奋性被异常提高；而呼吸肌持续高强度运动很难持久，很可能产生疲劳而发生呼吸衰竭。$P0.1$ 过高常见于呼吸肌机械负荷过重或者呼吸中枢代偿性增强，或者呼吸肌功能未完全恢复的情况，此时撤机失败率较高。

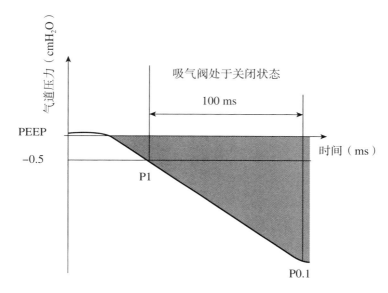

图 6-1　P0.1 测量压力图

（二）最大吸气压

最大吸气压（MIP）指的是呼气后，吸气努力所产生的气道压力下降的最大值，该值大小与患者吸气肌肉力量有关。

测量时，按压相应测量键。呼吸机在呼气相后，吸气阀处在关闭状态。嘱患者进行最大力量的吸气，患者的吸气努力会造成气道压力的下降，记录气道压力下降的幅度即为 MIP。通常进行三次测量，然后取平均值。

临床应用：MIP 测定可较全面地反映吸气肌（主要是膈肌）力量，MIP ＞ 25 mmHg 可较好地预测成功撤机，主要用于神经 - 肌肉疾病、COPD 和慢性呼吸衰竭患者的评估。但长期机械通气可降低 MIP 的预测能力，患者常有呼吸肌废用性萎缩，即使肌力足够，但耐力下降，容易发生撤机失败。在测量过程中，若患者配合不良，也会导致 MIP 降低，低估其预测能力。

（三）平台压

吸气末屏气时的气道压力为平台压，反映了吸入全部潮气量后的肺内压力。

测量时，按压吸气屏气键，此时吸气流量停止，呼气阀未打开，此时的气道压力为平台压。手动测量平台压时，屏气时间较常规通气的吸气末屏气时间长，可得到更为准确的平台压。

临床应用：测量平台压可进一步计算患者的呼吸力学特征（详见"呼吸力学基础和初步应用"一节）。肺保护性通气策略中强调平台压不应超过 30 cmH$_2$O，以减少呼吸机相关性肺损伤的风险。

（四）内源性呼气末正压

内源性呼气末正压（intrinsic positive end-expiratory pressure，PEEPi）是指呼气末肺泡内压高于气道开口处的压力，此时的肺泡内压即为 PEEPi。PEEPi 多见于患者存在气道阻塞、气道陷闭和呼气时间缩短等情况，形成动态肺过度充气。

测量时，按压呼气末屏气键，此时呼吸机吸气阀、呼气阀关闭，气体不能从系统中排出，肺内压力与回路内压力相等，此时的压力为 PEEPi。松开呼气末屏气键，记录的呼出潮气量即为陷闭容量。

临床应用：PEEPi 会增加气压伤的发生机会、增加呼吸功导致人机同步不良、影响血流动力学、影响病变肺组织的换气功能。临床中应尽量避免或降低 PEEPi。为改善触发不良的问题，呼吸机的 PEEP 可设定为 PEEPi 的 50%～80%。

二、其他特殊功能

机械通气特殊参
数监测

（一）低流速 P-V 环

在准静态条件下，使用低流量（最低流速 2 L/min）的吸气流量给患者充气，同时以气道压力为横轴，潮气量为纵轴绘制的曲线为 P-V 环曲线。该方法与金标准大注射器法测出的 P-V 环的一致性较好。

测量时，在相应测量界面，设置初始压力、限制压力、低流速及容量限制几项参数。点击开始后，呼吸机会按照设定的低流速开始送气，绘制 P-V 环。在 P-V 环中，当压力升高时，斜率由最初的平缓变为陡直，斜率变化最大的点为低位拐点；斜率由陡直变为平缓，斜率变化最大的点为高位拐点。

临床应用：低流速 P-V 环能反映肺的力学特征，指导机械通气的设置，PEEP 的设置应高于低位拐点，平台压（容控）/吸气压力（压控）应低于高位拐点。通气过程中的气道压力变化在低位拐点与高位拐点之间的陡直段，即肺顺应性最好的压力区间，见图 6-2。

（二）神经调节辅助通气

神经调节辅助通气（neurally adjusted ventilatory assist，NAVA）模式是指将测量膈肌电活动（electrical activity of diaphragm，Edi）作为控制呼吸机的送气及辅助力度的信号的

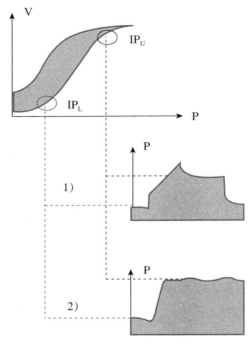

图 6-2 低流速 P-V 环

特殊通气模式。

应用要点：Edi 导管一根在近末端处装有小型电极的鼻胃管，可经鼻也可经口插入食管。电极在食管内的水平应邻近膈肌，以便探测 Edi 信号。一旦放置完成，导管可通过一根电缆连接到呼吸机上。Edi 波形基本上是正弦波。测量到的 Edi 最大值（Edi 峰值）和最小值的数字显示在屏幕的右侧。单位是微伏（μV）。健康个体的静息 Edi 峰值从几微伏（μV）到约 10 μV 不等。一般 Edi 最小值接近 0 μV。合并慢性呼吸功能障碍患者，如 COPD，其 Edi 信号强度通常是正常人的 5 ~ 7 倍。

临床应用：

（1）通过 Edi 波形判断人机同步性

Edi 的波形可以帮助确定设置的模式和参数与患者的呼吸驱动之间是否同步。图 6-3 中显示的是呼吸机 VC-CMV 模式下 Edi 波形与压力/时间波形的对比。注意呼吸机给气与 Edi 信号不同步。

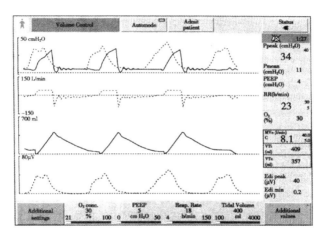

图 6-3　VC-CMV 模式中应用 Edi 波形与压力/时间波形的对比

（2）NAVA 模式

操作者可选择 NAVA 模式为患者通气。需设置的参数包括 FiO_2、PEEP、NAVA 水平。当患者的 Edi 信号低于上一次呼吸 Edi 最小值 0.5 μV 时发生一次触发。吸气压力的大小取决于 Edi 信号的强度和 NAVA 支持水平的设置。NAVA 水平的数值越高（0~15 $cmH_2O/μV$），呼吸机所给的支持压力就越大。Edi 信号每秒钟测量 60 次，呼吸过程中呼吸机的支持压力随着 Edi 的变化而变化。NAVA 模式的一次呼吸中，当 Edi 降至峰值的

70% 时，吸气停止；当 Edi 降低到最低值时，说明患者的自主呼吸结束。

（三）氦 – 氧混合气治疗

氦 - 氧混合气是氦气和氧气的混合气体，由于它的密度低，可降低气道中湍流的阻力，降低呼吸肌的负荷，减轻呼吸困难，在有气道梗阻的疾病 [如拔管后喘鸣、哮喘、气管支气管炎、病毒性喉炎、肿瘤（喉或纵隔）、异物吸入、COPD 等] 中有特殊的应用价值。

应用要点：氦 - 氧混合气中氧浓度过低有可能加重患者的缺氧，而氧浓度过高（如 40% 以上），氦气所占比例过低，则无法发挥其临床作用。目前，推荐用 20% 的氧气和 80% 的氦气组成的混合气体，以提供理想的氦浓度和吸氧浓度。

临床应用：呼吸机输送氦 - 氧混合气也是有效的，氦 - 氧混合气在容量控制通气时能够降低 PIP，同时帮助降低 $PaCO_2$。部分现代呼吸机具有氦 - 氧混合气输送的专用气体模块，使用氦 - 氧混合气吸入前需将主机内氦 - 氧混合气输送的气体模块更换为氦 - 氧混合气输送的专用气体模块。虽然技术上存在一些困难，但氦 - 氧混合气治疗的利大于弊。

（四）食管压监测

胸腔介于胸壁与肺之间，胸腔压是区分肺与胸壁力学特性的重要监测参数。然而，临床上不易直接获得胸腔压，因此，食管压常被作为间接反映胸腔压的替代值。

目前食管压监测技术主要包括 3 种，即气囊导管测量法、水囊导管测量法和直接压力传感器，最常应用的是气囊导管测量法。气囊导管由 1 个可以充气的气囊和与之相连的细长导管构成，其末端可以连接压力测量装置、心电监护仪的压力传感器和呼吸机整合的附加压力测量端口，以显示气囊压力。

　　气囊位于食管中下 2/3 处的监测结果能准确反映胸腔压。临床应用时，经口或鼻腔将导管放入约 55 cm 的深度，使气囊到达胃腔，并向气囊内注入最小的推荐气体量。随后，将气囊慢慢退回食管，对应的压力波形出现心电伪影和压力监测值变化。对于自主呼吸患者，当气囊进入食管时，吸气时的食管压会从正向波变为负向波。临床常用 Baydur 阻断试验（图 6-4 左侧）辅助验证气囊的合适位置，但先决条件是保持自主呼吸。其方法是，在患者呼气末阻断气道以保证肺容积无变化，当患者出现吸气努力时，气道压和食管压同时降低，此时如两者下

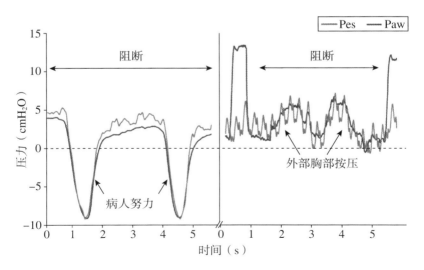

图 6-4　Baydur 阻断试验（左侧）及被动挤压胸廓试验（右侧）的压力变化。Pes，食管压；Paw，气道压

降幅度的比值为 0.8～1.2，则说明气囊已置于合适位置；若患者无自主呼吸，可采用被动挤压胸廓试验（图 6-4 右侧），用双手向下按压患者胸廓，此时气道压和食管压同时升高，此时如两者升高幅度的比值为 0.8～1.2，则说明气囊已置于合适位置。否则，应重新定位气囊位置和容积。

（吕　姗）

第二节　紧急和群体事件中的机械通气

机械通气在自然灾害、恐怖袭击和严重的以发热为特征的呼吸系统疾病等的群体事件中的应用在近年来已引起广泛的关注。机械通气的应用使得群体事件的死亡率大大降低。机械通气在群体事件中可用于患者在各种场所之间的转运，如入院及 ICU。

一、群发性呼吸衰竭的机械通气

在群发性呼吸衰竭中应用的呼吸机应具备的特性见表 6-1。

在突发灾难中，相关医疗机构中呼吸机的数量是否充足事关重大。呼吸机调配建议方案见表 6-2。

表 6-1 群发性呼吸衰竭中应用的呼吸机应具备的特性

呼吸机特点	应用情景	必备性能	推荐性能
国家认可的可应用于儿童、成人		可用于体重 ≥ 10 kg 的患者	可用于体重 ≥ 5 kg 的患者
无 50 psig 的压力源也可正常工作	医院中氧气源储备可能不充足	无 50 psig 的压力源也可正常工作	50 psig 或其他替代的电源
在缺乏高压氧源的情况下，可使用低流量的氧气流量表增加吸氧浓度		氧浓度范围：21%~100%	
电池应保持工作 ≥ 4 h	允许患者在不同场所之间转运	无电源下可工作 ≥ 4 h	无电源下可工作 ≥ 4 h
在突然断电的情况下能持续工作 ≥ 4 h			
稳定的容量输出	遵循 ARDSnet 指南对容量给予的要求，降低机械通气相关肺损伤的风险	容量控制通气	压力控制和容量控制通气
模式：CMV	遵循 ARDSnet 指南，保证最低的通气管理	CMV	CMV/IMV/PS
PEEP	遵循 ARDSnet 指南纠正低氧，降低机械通气相关肺损伤的风险	调节范围：5~15 cmH_2O	调节范围：5~20 cmH_2O

续表

呼吸机特点	应用情景	必备性能	推荐性能
对呼吸频率和潮气量可分别控制	遵循 ARDSnet 指南，对窒息的患者能保证每分通气量	呼吸频率 6～35 次/分	呼吸频率 6～40 次/分
监测气道峰压和潮气量	遵循 ARDSnet 指南，提供肺顺应性的监测，预防过度膨胀	监测吸气峰压和潮气量	监测平台压和潮气量
适当的报警系统	保证患者安全；人员不足时监测大量患者	能出现以下报警：管路断开，高压/低压，断电，压缩空气源断开	高潮气量报警，低每分通气量报警，气量报警，远程报警

表 6-2 呼吸机调配建议方案

来源	策略	可能出现的问题
收治医院	取消择期手术，调整麻醉机工作站和重症监护	麻醉机的数量是有限的，如果机械通气时间延长，在需要再次外科手术时可能无麻醉机可用
非收治医院	调配可用的设备	支援信息的延迟知晓
租用呼吸机的机构	从租赁公司获得额外的呼吸机	可租用的数量有限，运送可能被延迟
国家战略储备	在省/城市中配备呼吸机，以备不时之需	数量有限，供不应求

二、呼吸系统传染病患者的机械通气

呼吸系统传染病患者发生呼吸衰竭时，机械通气是其最重要的生命支持手段。但呼吸机及其相关配件在使用中易携带病原体或造成气溶胶扩散，是一种高风险的院内感染传播来源。因此，呼吸系统传染病患者的机械通气应有其特殊的注意事项，以防止院内感染发生。

建议使用一次性回路，集水杯建议使用带有单向阀的直列装置。首选密闭式吸引装置，次选可吸痰延长管，尽量避免断开呼吸机管道。在呼吸机的吸气端和呼气端分别安装过滤器（图6-5）。无创呼吸机尽量采用一次性呼气阀，避免采用面罩一体阀和平台阀。面罩和呼气阀之间可增加过滤器（图6-6）。注意，进行无创通气及使用呼气阀时，其漏气孔勿面向操作者。

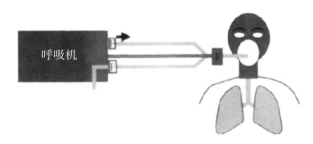

图6-5　有创通气时，过滤器的安装

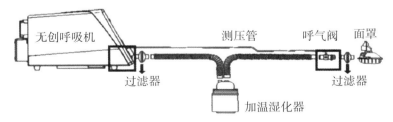

图6-6　无创通气时，过滤器的安装

有创呼吸机（包括转运呼吸机）建议使用带细菌过滤功能的热湿交换器（被动湿化）进行湿化，或者使用双加热导丝的加热湿化器（主动湿化）进行湿化，建议使用具有封闭式自动续水功能的湿化罐，也可采用自制的半自动湿化罐加水装置。

不建议常规定期更换呼吸机管路，仅当存在污染和机械故障时更换。在断开呼吸机或处理冷凝液的过程中，应避免冷凝液意外喷溅污染护理人员或倒灌入患者气道。建议操作前按呼吸机待机键暂停通气，然后在近呼吸机出气端直接断开呼吸机再进行操作。

呼吸机使用后的终末处理：建议使用一次性呼吸机回路（含一次性过滤器），使用完毕后按照一次性医疗废物进行销毁处置。常规更换呼吸机主机和空气压缩机的空气过滤网。传感器、呼气阀等部件按照呼吸机说明书要求进行消毒。

三、氧气瓶的使用

医用氧气瓶属于压力容器，在各级各类医院中广泛使用，使用中具有一定危险性，被国家列入特种设备进行管理。在发生紧急和群体事件中的机械通气或在重症患者进行转运时，有可能需要使用氧气瓶。

（一）氧气瓶压力消耗与使用时间估算

1. 确认氧气瓶容量及当前压力

市场上流通的医用氧气瓶主要有 4 L、10 L、15 L 和 40 L 几种规格。常规氧气瓶的压力上限为 15 Mpa，1 Mpa ≈ 10 大气压（atm），即 150 atm。因呼吸机需要的压力为 4 kg/cm^2 左

右，约为 4 atm，氧气瓶的可供消耗的氧气容量为氧气瓶总容积（L）×［压力表读数（atm）– 4（atm）］

2．确认患者每分通气量及吸入氧浓度

根据患者当前呼吸机监测的每分通气量（每分通气量 = 潮气量 × 呼吸频率）及吸入氧浓度，计算患者每分钟耗氧量。患者小时耗氧量 = 每分通气量 × 吸入氧浓度 ×60

3．计算氧气瓶使用时间

氧气瓶使用时间 = 氧气瓶的可供消耗的氧气容量 ÷ 患者小时耗氧量 = 氧气瓶总容积（L）×［压力表读数（atm）– 4（atm）］÷（每分通气量 × 吸入氧浓度 ×60）

例如，床旁使用的氧气瓶规格为 10 L，当前压力为 10 Mpa（100 atm），患者潮气量为 500 ml（0.5 L），呼吸频率为 20 次 / 分，吸入氧浓度为 50%，则氧气瓶使用时间为 ［10×（100 – 4）］÷（0.5×20×0.5×60）= 3.2（小时）

（二）更换氧气瓶的步骤

1．准备好简易呼吸器，断开患者呼吸机管路，连接简易呼吸器，进行手动通气。

2．将呼吸机待机，关闭总阀门，拧紧各氧气瓶阀门。

3．用扳手拧松螺帽卸下空氧气瓶。

4．换上满氧气瓶，用扳手拧紧螺帽。

5．打开总阀门，打开氧气瓶阀门。

6．呼吸机恢复通气，连接患者。

（吕　姗）

第三节　机械通气患者的镇痛镇静

ICU 中接受机械通气的重症患者处于强烈的应激环境之中，包括：①自身疾病的影响：喘憋、呼吸困难等症状，气管插管及各种插管、各种诊疗操作等造成的隐匿性疼痛；②对疾病的恐惧和未来命运的忧虑：对预后的担忧，对家人的思念和担心等；③环境因素：长时间卧床、灯光、各种机器的噪音、睡眠波动及其他患者的抢救或去世等。这些危险因素会增加患者的应激和器官负荷，导致其心动过速、组织氧耗增加、呼吸功能障碍和分解代谢增加，进一步损害患者的器官功能，甚至危及患者的生命安全。2018 年《中国成人 ICU 镇痛和镇静治疗指南》明确指出，镇痛镇静是 ICU 治疗的重要组成部分，因此对于接受了机械通气的重症患者，进行疼痛、焦虑、躁动评估及镇痛镇静治疗具有重要意义。

一、机械通气患者的镇痛镇静

镇痛镇静对于呼吸系统的作用体现在能减少过强的自主呼吸驱动，减少剪切伤，降低呼吸做功；对于循环系统，能降低交感应激，减慢心率，减少心肌氧耗，改善循环，同时还可以降低患者的代谢速率，减少其耗氧需求，并减少正压通气的副损伤。

接受机械通气治疗的患者，无论是无创面罩还是有创气管插管，往往会感到不适，进而加剧人机对抗（呼吸机相关性肺损伤）。对于无创机械通气患者，恰当地镇痛镇静一方面可以减轻患者的痛苦等不适感，另一方面可以降低患者的呼吸频率，减轻相邻肺泡的剪切力，减少肺损伤。而对于已插管的有创机械通气患者，镇痛镇静治疗更是基础，必要时甚至需辅以肌松药物，但肌松药物必须在充分镇痛镇静的前提下应用。还应警惕，肌松药物容易导致患者出现神经肌肉偶联损伤和肌无力、痰液引流障碍及肺不张等不良反应。

二、镇痛镇静评估和监测的重要性

对于能自主表达的患者可选用数字评分表（numeric rating scale，NRS），对于不能表达但具有躯体运动功能、行为可以观察的患者可选用行为疼痛量表（behavioral pain scale，BPS）（表6-3）及重症监护疼痛观察量表（critical-care pain observation tool，CPOT）（表6-4），其各自的阵痛目标分值为：NRS < 4分，BPS < 5分和CPOT < 3分。实施镇静后要对镇静深度进行密切监测，Richmond躁动-镇静评分（richmond agitation-sedation scale，RASS）（表6-5）和镇静-躁动评分（sedation-agitation scale，SAS）（表6-6）是常用可靠的镇静评估工具。同时宜连续评估镇静深度，调整治疗，趋近目标。浅镇静时，镇静深度的目标值为RASS –2 ~ 1分，SAS 3 ~ 4分；镇静较深时，镇静深度的目标值为RASS –4 ~ –3分，SAS 2分；当合并应用肌松药物时，镇静深度的目标值应为RASS –5分，SAS 1分。

一些客观性脑功能监测的方法（如BIS监测等）对于接受肌松药物治疗的患者可以作为一种补充监测手段。如果缺乏这些客观监测的条件，可以通过对心率、血压、瞳孔等临床指标的观察来弥补。

表 6-3　行为疼痛量表

项目	1分	2分	3分	4分
面部表情	放松	部分紧张	完全紧张	扭曲
上肢活动	无活动	部分弯曲	手指、上肢完全弯曲	完全回缩
通气依从性（插管）	完全能耐受	呛咳，大部分时间能耐受	对抗呼吸机	不能控制通气
发声（非插管）	无疼痛相关发声	呻吟 ≤ 3 次 / 分且每次持续时间 ≤ 3 s	呻吟 > 3 次 / 分或每次持续时间 > 3 s	咆哮或使用"哦""哎呦"等言语抱怨，或屏住呼吸

表 6-4　重症监护疼痛观察量表

项目	描述		评分
面部表情	未观察到肌肉紧张	自然、放松	0
	表现出皱眉、眉毛放低、眼眶紧绷和提肌收缩	紧张	1
	以上所有的面部变化加上眼睑轻度闭合	扮怪相	2
体动	不动（并不代表不存在疼痛）	无体动	0
	缓慢、谨慎的运动，触碰或抚摸疼痛部位，通过运动寻求关注	保护性体动	1
	拉拽管道，试图坐起来，运动肢体 / 猛烈摆动，不遵从指令，攻击工作人员，试图从床上爬出来	烦乱不安	2
肌肉紧张	对被动的运动不作抵抗	放松	0

续表

项目	描述		评分
通过被动弯曲和伸展来评估	对被动的运动动作抵抗	紧张和肌肉僵硬	1
	对被动的运动动作剧烈抵抗，无法将其完成	非常紧张或僵硬	2
对呼吸机的顺应性（气管插管患者）或发声（拔管后的患者）	无警报发生，舒适地接受机械通气	耐受呼吸机或机械通气	0
	警报自动停止	咳嗽但是耐受	1
	不同步：机械通气阻断，频繁报警	对抗呼吸机	2
	用正常腔调讲话或不发声	正常腔调讲话或不发声	0
	叹息、呻吟	叹息、呻吟	1
	喊叫、啜泣	喊叫、啜泣	2
总分			0~8

表 6-5 Richmond 躁动 - 镇静评分

分数	分级	描述
+4	有攻击性	非常有攻击性，暴力倾向，对医务人员造成威胁
+3	非常躁动	非常躁动，拔除各种导管
+2	躁动、焦虑	身体激烈移动，无法配合呼吸机
+1	不安焦虑	焦虑紧张，但身体活动不剧烈
0	清醒平静	清醒自然状态
−1	昏昏欲睡	没有完全清醒，声音刺激后有眼神接触，可保持清醒超过 10 秒
−2	轻度镇静	声音刺激后能清醒，有眼神接触，小于 10 秒
−3	中度镇静	声音刺激后能睁眼，但无眼神接触
−4	深度镇静	声音刺激后无反应，但疼痛刺激后能睁眼或运动
−5	不可唤醒	对声音及疼痛刺激均无反应

表 6-6　镇静 - 躁动评分

分值	分级	描述
7	危险躁动	拉拽气管内插管，试图拔除各种导管，翻越床栏，攻击医护人员，在床上辗转挣扎
6	非常躁动	需要保护性约束并反复语言提示劝阻，咬气管插管
5	躁动	焦虑或身体躁动，经言语提示劝阻可安静
4	安静合作	容易唤醒，服从指令
3	镇静	嗜睡，语言刺激或轻轻摇动可唤醒，并能服从简单指令，但又迅速入睡
2	非常镇静	对躯体刺激有反应，不能交流及服从指令，有自主运动
1	不能唤醒	对恶性刺激无或仅有轻微反应，不能交流及服从指令

三、镇痛是镇静的基础

疼痛是因损伤、炎症刺激或情感痛苦而产生的一种不适的躯体感觉及精神体验。ICU 中大部分患者烦躁的首要原因是疼痛和不适感，故对重症患者应首先考虑镇痛治疗，镇痛应作为镇静的基础。

阿片类药物为强效的中枢镇痛剂，是 ICU 患者疼痛治疗的基本药物，常用的阿片类药物包括吗啡、芬太尼、瑞芬太尼、舒芬太尼、氢吗啡酮、布托啡诺以及地佐辛等。吗啡和芬太尼是比较经典的阿片类药物，价格也比较便宜，但吗啡对血流动力学有一定影响，芬太尼的表观分布容积较大，反复多次给药易于蓄积，因此这两种药物不太适合用于持续静脉泵入镇痛治疗。瑞芬太尼半衰期非常短，起效快，停药后代谢清除迅速，几乎不受肝肾功能损伤的影响，但具有比较强的呼吸抑制作用。舒芬太尼镇痛作用很强，为芬太尼的 5～10 倍；虽然也具有起效快、蓄积小的特点，但其半衰期比瑞芬太尼长，代谢比瑞芬太尼慢。阿片类药物长时间大剂量应用时胃肠道反应较重。

2018 年的《中国成人 ICU 镇痛和镇静治疗指南》和美国的指南都对非阿片类镇痛药物进行了推荐，可以作为阿片类药物的辅助镇痛治疗。但应注意检查血常规、肝肾功能及胃肠道功能，警惕并发症的发生。另外，右美托咪定也具有一定的镇痛作用，呼吸抑制小，因此也可以作为无创机械通气或浅镇静患者的镇痛选择。

四、目标导向的镇静治疗策略

所谓目标导向的镇静策略，即 ICU 患者根据器官功能状态，在镇痛镇静评估和治疗流程的基础上，个体化确立镇静程度的目标，并根据目标连续评估、及时调整治疗方案。对于器官功能相对稳定的患者，应给予浅镇静或无镇静（仅镇痛）。但对处于应激急性期器官功能不稳定的患者，宜给予较深镇静以保护器官功能，适用于这种情况的机械通气患者主要包括：①机械通气人机严重不协调者；②严重 ARDS 需要肌松药物、俯卧位通气、肺复张等治疗作为基础。深镇静时应常规实施每日镇静中断，以减少镇静药物的蓄积和加强对病情的判断。但我们需要强调的是，每日镇静中断并不一定要唤醒患者，当镇痛镇静药物中断引起呼吸、循环不稳定时，要及时继续镇痛镇静治疗。

ICU 中常用的镇静药物包括丙泊酚、咪达唑仑和右美托咪定。丙泊酚的特点是起效快，作用时间短，撤药后能快速清醒，亦可产生遗忘作用和抗惊厥作用，但其对血流动力学影响较大，尤其是对前负荷明显不足的患者；因此，比较适用于需要浅镇静且血流动力学相对稳定的重症患者。丙泊酚的助溶剂是脂肪乳，应用时还要警惕高甘油三酯血症。咪达唑仑是苯二氮䓬类药物中水溶性最强的，相对于其他苯二氮䓬类药物，具有起效快、持续时间相对短、血浆清除率较高的特点，但仍有很多研究表明咪达唑仑容易引起蓄积并延长机械通气时间，因此不太适用于需要浅镇静的患者。右美托咪定是选择性 α_2- 受体激动剂，通过抑制蓝斑核去甲肾上腺素释放和竞争性拮抗 α_2 受体，起到减轻交感兴奋风暴、抗焦虑和轻度的镇痛镇静作用，最常见的不良反应是低血压和心动过缓，对呼吸的抑制小；因此，右美托咪定比较适合于需要浅镇静的有创机械通气患者及接受无创机械通气的患者；并且当患者不存在心动过缓和低血压时，右美托咪定还可以起到减慢心率、降低交感应激的作用。

五、关注睡眠，加强人文关怀

对于接受机械通气治疗的重症患者，我们需要在治疗原发疾病的同时，给予患者更多的鼓励和关心，加强人文关怀。ICU 中的噪音、灯光刺激、患者的病痛及各种治疗本身都会很大程度上影响重症患者的睡眠，不仅会造成患者的情绪波动和谵妄，还可能会延缓组织修复、降低细胞免疫功能。因此，需要关注患者的睡眠，改善夜间睡眠环境，调暗灯光、降低噪音、尽量减少夜间治疗；还可以根据患者的病情严重程度在夜间适当应用促进睡眠的药物，保证患者充足的睡眠。

（赵慧颖）

参考文献

[1] 卞金俊，邓小明．机械通气学生理学与临床应用．北京：人民卫生出版社，2014.

[2] 葛慧青，代冰，徐培峰，等．新型冠状病毒肺炎患者呼吸机使用感控管理专家共识．中国呼吸与危重监护杂志，2020（2）：116-119.

[3] 黄卓凡，陈巧玲．医用氧气瓶安全用氧无缝隙管理的探讨．中国基层医药，2017，24（21）：3352-3354.

[4] 隆云，刘大为，丁欣．急性呼吸窘迫综合征肺复张潜能评估．中国实用内科杂志，2013；33（11）：851-854.

[5] 马迎民，罗祖金．肺复张手法的临床实施．中华结核和呼吸杂志，2016，39（9）：671-674.

[6] 慢性阻塞性肺疾病急性加重诊治专家组．慢性阻塞性肺疾病急性加重（AECOPD）诊治中国专家共识（2017年更新版）．国际呼吸杂志，2007，14（37）：1041-1057.

[7] 沃，德什潘德，布朗，等．呼吸机波形快速解读：第2版．盛炜，译．北京：科学出版社，2017.

[8] 孙秀梅，周建新．食道压和跨肺压监测．中华危重病急救医学，2018，30（3）：280-283.

[9] 姚秀丽，詹庆元．全新的通气模式：神经调节通气辅助模式．中华结核和呼吸杂志，2010，33（7）：544-545.

[10] 俞森洋．机械通气临床实践．北京：人民军医出版社，2008.

[11] 喻文亮，钱素云，陶建平．小儿机械通气．上海：上海科

学技术出版社，2012.

[12] 袁月华，王辰．机械通气精要．北京：人民卫生出版社，2016.

[13] 张波，高和．实用机械通气治疗手册．北京：人民军医出版社，2006.

[14] 张臣舜．呼吸机应用与维修．昆明：云南科技出版社，2011.

[15] 郑瑞强，刘玲，杨毅，等．有创无创序贯机械通气治疗慢性阻塞性肺病所致急性呼吸衰竭的研究．中华急诊医学杂志，2005，14（1）：21-25.

[16] 中华医学会重症医学分会．机械通气临床应用指南（2006）．中国危重病急救医学，2007，19（2）：65-72.

[17] BARNES T，ZOCHIOS V，PARHAR K. Re-examining permissive hypercapnia in ARDS：A narrative review. Chest，2018，154（1）：185-195.

[18] BELLONE A，VETTORELLO M，MONARI A，et al. Noninvasive pressure support ventilation vs. continuous positive airway pressure in acute hypercapnic pulmonary edema. Intensive Care Med，2005，31（6）：807-811.

[19] CAIRONI P，CRESSONI M，CHIUMELLO D，et al. Lung opening and closing during ventilation of acute respiratory distress syndrome. Am J Respir Crit Care Med，2010，181（6）：578-586.

[20] CAVALCANTI A B，SUZUMURA É A，LARANJEIRA L N，et al. Effect of lung recruitment and titrated positive end-expiratory pressure（peep）vs low peep on mortality in

patients with acute respiratory distress syndrome. Jama, 2017, 318（14）: 1335.

[21] CHEN L, SORBO L D, GRIECO D L, et al. Potential for lung recruitment estimated by the recruitment-to-inflation ratio in acute respiratory distress syndrome. Am J Resp Crit Care Med, 2019, 201（2）: 178-187.

[22] CHIUMELLO D, MONGODI S, ALGIERI I, et al. Assessment of lung aeration and recruitment by ct scan and ultrasound in acute respiratory distress syndrome patients. Crit Care Med, 2018, 46（11）: 1761-1768.

[23] DIANTI J M, VENUTI M S, GOGNIAT E, et al. Stress index predicts alveolar recruitment after a lung recruitment maneuver. American Thoracic Society 2019 International Conference. Dallas: 2019.

[24] FEDULLO A J, SWINBURNE A J, WANI G W, et al. Acute cardiogenic pulmonary edema treated with mechanical ventilation. Factors determining in-hospital mortality. Chest, 1991, 99（5）: 1220-1226.

[25] GATTINONI L, CAIRONI P, CHIUMELLO D, et al. Lung recruitment in patients with the acute respiratory distress syndrome. N Engl J Med, 2006, 354（17）: 1775-1786.

[26] Gattinoni L, Pelosi P, Crotti S, et al. Effects of positive end-expiratory pressure on regional distribution of tidal volume and recruitment in adult respiratory distress syndrome. Am J Resp Crit Care Med, 1995, 151（6）:

1807-1814.

[27] LACHMANN B. Open up the lung and keep the lung open. Intensive Care Med. 1992, 18（6）: 319-321.

[28] MARINI J J, GATTINONI L. Energetics and the root mechanical cause for ventilator-induced lung injury. Anesthesiology, 2018, 128（6）: 1062-1064.

[29] MARINI J J. Dissipation of energy during the respiratory cycle: conditional importance of ergotrauma to structural lung damage. Curr Opin Crit Care, 2018, 24（1）: 16-22.

[30] RICH P B, REICKERT C A, SAWADA S, et al. Effect of rate and inspiratory flow on ventilator-induced lung injury. J Trauma, 2000, 49（5）: 903-911.

[31] ROBBA C, POOLE D, MCNETT M, et al. Mechanical ventilation in patients with acute brain injury: recommendations of the European Society of Intensive Care Medicine consensus. Intensive Care Med, 2020, 46（12）: 2397-2410.

[32] van der ZEE P, GOMMERS D. Recruitment maneuvers and higher PEEP, the so-called open lung concept, in patients with ARDS. Crit Care Med, 2019, 23（1）: 73.